社会的健康論

園田恭一【著】

東信堂

まえがき

　本書は、園田恭一先生が2008年11月4日突然の脳幹出血で倒れられる直前までに執筆され出版の打合せまで予定されていた完成間際の原稿をもとに、私たち「社会的健康論」刊行委員会が編集し出版の運びにした書です。園田先生は、倒れられて以降、入院治療を経て療養を続けておられましたが、2010年2月14日ご逝去されました。改めてご冥福をお祈り申し上げます。

　本書は、今となっては遺稿ですが、園田先生が倒れられたごく最近まで元気にお仕事を続けながら、書きしたため世に問おうとしてこられた先生の最新作・意欲作でもありました。本書の表題「社会的健康論」も先生ご自身が付けられました。第Ⅰ章から第Ⅹ章までの章のタイトルも配列もすべて、先生の手によるものです。園田先生が倒れられる数日前に記したメモでは、最後の第Ⅹ章だけが「11月末脱稿予定」となっていました。まさに本書の全篇脱稿直前に倒れられたのです。

　保健社会学に関する書をまとめたいという園田先生のご意向は、2005年頃つまり先生が倒れられる3年前頃からありました。その頃先生は、かつて東大医学部に赴任されて黎明期にあった保健社会学の研究と教育に従事されていた当時、大学院生あるいは研究生だった私たち「社会的健康論」刊行委員会の面々プラス何人かと、何ヶ月かに一度集まって、保健社会学分野における最近の問題意識や研究の交流を図り、終われば飲食しながら語り合うという会合を開催されました。その席上、先生は当初よりその意向を遠慮がちにですが表明されていました。

　園田先生の功績は、我が国では創始されたばかりの保健医療社会学の研究と教育の確立と発展に力を尽くされた点にあります。保健医療社会学とは、保健医療の領域と生じる様々な問題点の解明・解決に、社会学の理論と方法を導入し応用するというものです。先生はその中でも特に健康とその維持・増進・回復という観点からの保健社会学的アプローチ

を重視され、その体系的な整理に努めてこられました。また、健康はコミュニティや共同・共生関係、ソーシャル・インクルージョンのもとでこそ育まれることや、アドボカシー（権利擁護）の観点が忘れられてはならないことを強調してこられました。本書の表題「社会的健康論」には、園田先生の、東大医学部に赴任された1968（昭和43）年以来の生涯をかけたお仕事が凝集されていると言ってもよいと思われます。

　園田先生が、本書『社会的健康論』に先立って、本書と同様のねらいと期待を込めて編集と執筆に当たられた書籍には、次の4冊があります。1993（平成5）年に、先生が東京大学医学部定年退官記念として出版された『保健社会学Ⅰ生活・労働・環境問題』と『保健社会学Ⅱ健康教育・保健行動』（二冊とも園田恭一編集代表）。同時に筆著で出版された『健康の理論と保健社会学』。そして、1995（平成7）年には4冊目となる『健康観の転換——新しい健康理論の展開——』（川田智恵子先生〈当時東京大学医学部教授〉との共編）を出版されました。いずれも本書が構想される10年前に出版されたものです。

　先生は、東京大学医学部を退官された後、東洋大学社会学部で1993（平成5）年より10年間勤務し、2003（平成15）年からは新潟医療福祉大学で教鞭をとられました。上記4冊が出版されてから10年余、本書は、この間の先生の研究と教育、交流を踏まえてさらに発展した問題意識に基づいて執筆された書であると言えます。

　前述の、唯一、未脱稿の第Ⅹ章には、2008年8月に東洋大学社会福祉学会で園田先生がなさった基調講演の内容が本書の総括にふさわしいと思われましたので、すでに講演を学会誌『東洋大学社会福祉研究』第2号に掲載していた同学会のご承諾を得て転載させていただきました。

　出版にあたり、出版社としては、東信堂の下田勝司代表取締役様のご厚意を賜りご助力を頂きました。また、出版基金には、多くの方々からご理解とご協力を頂きました。改めて心からお礼申し上げます。

2010（平成22）年3月

園田恭一著『社会的健康論』刊行委員会

目次／社会的健康論

まえがき ……………………………………………………………… i

第Ⅰ章　健康観・健康概念の諸相とその変化 …………… 3
1．日常用語としての「健康」………………………………………… 3
2．学術専門用語としての「健康」………………………………… 7
3．身体・精神・社会（人間関係）の状態の良し・悪しと、その主観的・客観的把握 … 12
4．健康・保健と他の関連分野や概念との異同および相互関係 … 14

第Ⅱ章　疾病と健康 ……………………………………………… 19
1．病気の除去・軽減と生活の維持向上 ……………………… 19
2．健康・保健をめぐる国際的な動向と展開 ………………… 21
3．健康の「疾病モデル」「医学モデル」と「生活モデル」「社会モデル」… 23

第Ⅲ章　ライフ・スタイルと疾病・健康 ………………… 27
1．ライフ・スタイルへの関心の高まりとその諸契機 ……… 27
2．日本における「成人病」と「習慣病」……………………… 28
3．生活習慣病への転換 ………………………………………… 31
4．ライフ・スタイルと個人的な行動変容 …………………… 32

第Ⅳ章　生活の質（QOL）と疾病・健康 ………………… 35
1．クオリティ・オブ・ライフへの関心の出現 ……………… 35
2．保健・医療・看護領域でのクオリティ・オブ・ライフ … 37
3．クオリティ・オブ・ライフの広がりと理論化 …………… 39
4．医療の場面でのQOLの測定や評価 ……………………… 41
5．日本の医療におけるQOLの導入と展開 ………………… 45

6．WHOによるQOLの健康領域への拡大 …………………… 46

第Ⅴ章　Health for All と Primary Health Care……… 51
  1．生活格差と Health for ALL ………………………………… 51
  2．プライマリ・ヘルス・ケアの意味と意義 ………………… 52
  3．WHOが提唱しているプライマリ・ヘルス・ケア ……… 57
  4．プライマリ・ヘルス・ケアと日本の今日的課題や役割 … 59

第Ⅵ章　Health Promotion と Healthy Cities ………… 63
  1．社会的対応を重視したWHOのヘルス・プロモーション …… 63
  2．ヘルス・プロモーションにおける公平と責任 …………… 64
  3．ヘルス・プロモーションへの各部門の協力と参加 ……… 65
  4．環境と個々人、そして個々人と環境 ……………………… 66
  5．先進諸国そして都市化と Healthy City Movement ……… 69
  6．アメリカの Healthy Communities と健康目標 …………… 71
  7．WHO神戸センターの開設 ………………………………… 72
  8．日本での行政施策としての健康都市 ……………………… 74
  9．Healthy Community と「健康日本21」…………………… 77

第Ⅶ章　障害と健康……………………………………………… 81
  1．医学、看護学と社会福祉学での障害の概念 ……………… 81
  2．「国際障害分類」から「国際生活機能分類」へ ………… 86
  3．「国際生活機能分類」と日本での動向 …………………… 92

第Ⅷ章　健康・保健と日本国憲法、行政、法制度 …… 97
  1．国民の権利と国家の責務 …………………………………… 97
  2．健康、保健と生存権、健康権 ………………………………101
  3．健康、保健と制度の歴史的展開 ……………………………103

4．健康、保健と法制度 …………………………………… 105
　　5．健康、保健と行政制度 ………………………………… 107

第IX章　健康水準・状態の把握とその変化 ……………… 111
　　1．健康状態・水準把握の基本としての「人口」データ ………… 111
　　2．傷病の状況としての有病率・有訴率・受療率 …………… 118
　　3．日常の健康状態のデータと検診・健康管理 …………… 121
　　4．健康・疾病関連のデータとその収集・管理・利用をめぐって … 126

第X章　保健社会学と健康・保健、疾病・医療（講演）
　　　　　　………………………………………………………… 131
　　1．Community と Health ………………………………… 132
　　2．Health と保健・医療 …………………………………… 134
　　3．疾病と健康 ……………………………………………… 137
　　4．WHO 憲章（1946） …………………………………… 141
　　5．Ralonde Report（1974） ……………………………… 143
　　6．アルマ・アタ宣言（1978） …………………………… 144
　　7．オタワ宣言（1986） …………………………………… 146
　　8．ICF ……………………………………………………… 147
　　9．「疾病モデル」／「医学モデル」と「生活モデル」／「社会
　　　　モデル」の対比 ……………………………………… 148
　　10．ICIDH と ICF のタイトル …………………………… 151
　　11．医学／医療と保健学／健康 …………………………… 152

あとがき ……………………………………………………… 159

社会的健康論

第Ⅰ章　健康観・健康概念の諸相とその変化

1．日常用語としての「健康」

　初めに、健康という言葉や用語の日本での用いられ方や意味内容を国語辞典や日常用語辞典からみてみることとしよう。

　まずは「国語辞典であるとともに、学術専門語ならびに百科万般にわたる事項、用語を含む中辞典として編修したもの」と謳っている『広辞苑』(岩波書店) の最新版である第6版 (2008年刊) での説明からみてみると次のように記されている[1]。

　　　けんこう【健康】(health) 身体に悪いところがなく心身がすこやかなこと。達者。丈夫。壮健。また、病気の有無に関する、体の状態。＜薩摩辞書＞。

　ちなみにこの『広辞苑』は、1955年の初版以降この2008年の6版に至るまで第2版補訂版を含めると7回の版を重ねているので、この40数年間の変化をみてみると次のようになっている。

　　1955年（初版）すこやかなこと。無病。達者。丈夫。壮健[2]。
　　1969年（第2版）すこやかなこと。達者。丈夫。壮健[3]。
　　1976年（第2版補訂版）すこやかなこと。達者。丈夫。壮健[4]。
　　1983年（第3版）身体に悪いところがなくすこやかなこと。達者。

　　　　　　丈夫。壮健[5]。
　1991年（第4版）(health)　身体に悪いところがなくすこやかなこ
　　　　　　と。達者。丈夫。壮健。また、病気の有無に関す
　　　　　　る体の状態＜薩摩辞書＞[6]。
　1998年（第5版）(health)　c 身体に悪いところがなく心身がすこ
　　　　　　やかなこと、達者。丈夫。壮健。また、病気の有
　　　　　　無に関する、体の状態。＜薩摩辞書＞[7]。
　2008年（第6版）前掲

　以上のような『広辞苑』の初版から6版に至る「健康」に関しての説明を並べてみてみると次のような変化が浮かんでくる。
　① 健康とは「すこやかなこと」「達者、丈夫、壮健」という記述は、1955年の初版以来2008年の最新版に至るまで一貫して変わっていない。
　② 初版での「無病」という説明は2版以降消え、1983年の第3版から「身体に悪いところがなく」、そして1991年の第4版からは「また、病気の有無に関する体の状態＜薩摩辞書＞」一文が新に付け加えられてきている。
　③ 1991年の第4版から冒頭に「(health)」の文字が登場し、健康がhealthの訳語として用いられるようになったこと、そしてその典拠としては「薩摩辞書」（『広辞苑』の説明では「英和辞書」、日本で出来た最初の活字本英語辞書『英和対訳袖診辞書』(1862年開成所刊）を薩摩学生、高橋新吉、前田正毅が増訂して1869（明治2）年上海で印刷・刊行したもの。『改正増補和訳英辞書』という）が挙げられている。
　④ 1998年の5版から「すこやかなこと」の前に「心身が」が付け加えられ、健康が身体のみならず心や精神面も含むものとして扱われるようになってきている。

ここで『広辞苑』とは異なる「国語辞典」での健康についての説明をさらにみておくこととしたい。

『大辞林』第2版、三省堂、1995年[8]
　体や心がすこやかで、悪いところのない・こと（さま）。医学では単に病気や虚弱でないというだけでなく、肉体的・精神的・社会的に調和のとれた良い状態にあることをいう。「──な子供」②異常があるかないかという点からみた、体の状態。「──を害する」「──に気をつける」［明治期にhealthの訳語としてつくられた語］

『日本国語大辞典』第1巻、初版、小学館、2006年[9]
　①体の状態。体の良い状態に重点をおいて、異常があるかないかという面からいう。＊西洋事情（1866-70)＜福沢諭吉＞初「学童をして＜略＞四肢を運動し苦学の鬱閉を散じ身体の健康を保つ」②（形動）体のどの部分にも悪いところがなく、元気で丈夫なこと。また、そのさま。精神の面についていうこともある。壮健。健全。

これら「三省堂」と「小学館」の辞典の「健康」の記述からは、次のようなことがいえるであろう。
① 体や心、体や精神がすこやかとか良い状態ということは共通して挙げられているが、いずれにおいても、「悪いところのない」とか「異常があるかないかという点からみて」とか「どの部分にも悪いところがなく」などというように「悪い」や「異常」の有無に力点がおかれて健康が捉えられている。
② 「明治期にhealthの訳語としてつくられた語」であるとか、初出は福沢諭吉の『西洋事情』(1866-70)であるとの説明が加えられている。

ところで、この「明治期にhealthの訳語としてつくられた語」という記述に関連しては、『「健康」の日本史』という著作のある北澤一利は、

同書の中で次のような指摘を行なっている。

　　江戸時代には、健康という語ではなく、「丈夫」や「健やか」などの言葉が使われていました。(中略) ではなぜ、こういった既存の言葉に加えて、新しく健康という語が作られたのでしょうか。「健康」という語と、「丈夫」や「健やか」という語はどのように異なるのでしょうか。そもそも健康という語は、いったい誰がどういう理由でつくった語なのでしょうか[10]。
　　18世紀の後半から江戸時代の終わりにかけて、日本では西洋医学の積極的な移入が行なわれました。健康は、この新しい西洋医学の基礎的な学問である解剖学や生理学と一緒に日本に入ってきた言葉です。
　　健康という語をもっとも早くから使い始めた人物として、2人の名をあげることができます。1人は天保7年 (1836) 頃に『漢洋内景説』を書いた高野長英です。(中略) もう1人は、これとちょうど同じ頃、長崎で修行していた緒方洪庵です[11]。
　　「健康」という語は、江戸時代まで使われていた「丈夫」や「健やか」などとどう異なるのでしょうか。一言でいうと、それらの違いは、判定基準が客観的か主観的かという違いです。「丈夫」や「健やか」という語は、客観的な根拠があって判定されるものではなく、「具合」がいいかわるいかや「気分」が優れているかなどのように、どちらかというと主観的な判断に任されていました。
　　これらに対して「健康」は、身体の解剖学的構造や生理学的メカニズムなどの医学的根拠に基づき、客観的に判定されるものだったのです。健康という語は、身体の「内部」を「診察」してすべてが「異常ではない状態」を意味しています。それは心臓、肝臓、腎臓などの臓器をはじめ、血液の循環、血管の状態、呼吸の機能、筋肉の収縮、栄養状態などを総合したものでした。そのため西洋医学

者の間では「丈夫」や「健やか」などの概念と区別するために「健康」という新しい語をつくる必要があったのです[12]。

このような北澤の「健康」という用語の生誕に関しての記述をも踏まえて、以下では学術専門用語としての、その意味や扱いなどについて医学や看護学の辞典などから、さらに紹介や検討などを加えていくこととしたい。

2．学術専門用語としての「健康」

まずは医学の分野から、1954年に第1版が刊行され、1998年には18版と版を重ねている小川鼎三・懸田克躬・比企能達・本川弘一・吉田富三編の『医学大辞典』南山堂、1999年では「健康」は次のように説明されている[13]。

> 健康［英 health、独 Gesundheit、仏 sante］　WHOは健康を「肉体的、精神的および社会的に完全に良好な状態にあることで、単に疾病または虚弱でないということではない」と定義し、さらに、「及ぶ限りの最高の健康レベルを享受することは人種、宗教、政治的信条、経済的状態のいかんを問わず、すべての人間の基本的権利であり、政府はその国民の健康に対して責任を負うものである」としている。このように、最高の可能健康水準をすべての人に到達させることを理念として掲げ、人々の健康の理想像を示したものといえる。しかし、健康は相対的な概念であって、具体的に健康あるいは健康水準を示すことは容易ではない。人々が与えられた遺伝的条件のもとでその機能を最大限に発揮できるような状態を健康とする考え方もある。この場合には障害や疾病をもつ人はすべて不健康とはいえず、残された能力を完全に発揮できる状態であれば健康とし

てよいことになる。

また、1987年に第1版が発刊され、2005年に第3版が出されている『最新医学大辞典』医歯薬出版、での「健康」の記述は以下のようになっている[14]。

健康の概念は、その時代や国によって異なる。1946年に世界保健機関（WHO）が作成した憲章の前文によると、「健康とは肉体的、精神的ならびに社会的に完全に良好（well-being）な状態であって、単に疾病や虚弱でないというだけではない」とされており、これは本来人間の基本的権利として望まれるものである。

これらの他、1975年に初版が刊行された、加藤正明・保崎秀夫・笠原嘉・宮本忠雄・小比木啓吾編の『精神医学辞典』弘文堂では、「健康」や「保健」は独立した項目としては採りあげられてはおらず、「精神衛生」の項目の中で、編者の一人である加藤正明が以下のような説明を行なっている[15]。

精神衛生［英］mental health, mental hygiene ［独］psychische Hygiene, Psychohygiene ［仏］hygiene mental　正しくいえば精神衛生はメンタル・ハイジーン（mental hygiene）であり、メンタル・ヘルスは精神健康というべきである。世界保健機構（WHO）の健康の規定にあるように、「たんに疾病でないというだけでなく、身体的にも、心理的にも、社会的にも well-being の目標とするのが後者である。またこの違いを狭義の精神衛生と広義の精神衛生として区別することもできる。狭義の精神衛生の主たる目的は、精神障害の予防治療であり、これを第1予防、すなわち精神障害の発生予防により人口内の精神障害の発生率（incidcence）を減らすこと、

第2次予防すなわち精神障害の早期治療と再発予防によって人口内の精神障害の有病率（prevalence）を減らすこと、および第3次予防すなわち精神障害者のリハビリテーション活動による社会復帰の促進に分けることができる。このためには予防精神医学の可能性が重要なポイントになる。これに対して広義の精神衛生は一般健康人の精神健康の保持向上に目標がおかれ、いわゆる well-being とはなにかの価値基準が問題になる。この規準としての適応概念や役割理論に対する批判があり、文化的、社会的評価の規準が問われなければならない。いいかえると狭義の精神衛生では医学的概念による疾病（illness）が問題となり、広義の精神衛生では文化的社会的概念である事例性（caseness）が問題となる。

　このように、日本の医学や精神医学の辞典での「健康」の説明は、WHO の憲章での規定をそのまま紹介するといった一般的、抽象的なものとなっていたり、また、疾病や障害、あるいは治療や医学や医療などとは一線を画した、外側の事象のように扱われている。
　ちなみに、今世紀になって 2003 年に初版が刊行された伊藤正男・井村裕男・高久史麿編の『医学大辞典』医学書院では、「健康」の項目は健康社会学者の山崎喜比古を執筆者に起用して次のようにまとめている[16]。

　　世界保健機関 WHO は、健康とは単に疾病（疾患）がないとか虚弱でないとかいうのではなく、身体的、精神的、社会的さらに霊的（spiritual）にも良好な状態であることをいうとした。疾病概念が生物医学モデルによっているのに対し、健康概念は生物心理社会モデルによっている。このような健康概念は、生活概念化したともいわれ、健康関連 QOL（health-related quality of life）やウェルネス（wellness）として表現されることがあり、その対概念は、疾病ではなく不健康や病気あるいは健康破綻である。さらにはこれらが

健康を生活体の恒常性(ホメオスタシス)が維持された状態とみているのに対し、恒常性を維持する能力の方を重視し、それが高い場合を健康とみる見方もある。

これらに対してアメリカで、1911年にT.L. Stedmanが"A Practical Medical Dictionary"として発刊し、今日ではWilliams & Wilkins Companyから"Stedman's Medical Dictionary"として2000年に27版を重ね、また1980年からはその日本語版がメジカルビュー社から『ステッドマン医学大辞典』として、これも2002年には第5版が刊行されている辞典でのhealthの項目では、次のように記述されている[17]。

　　健康・保健　①諸器官が病気や異常の形跡がなく機能する状態。②個人あるいはグループが生活のあらゆる局面で対処する能力が最適である動的な均衡状態。③肉体的にも生理的にも精神的にも完全な状態。個人に適した家庭生活、仕事および社会的貢献ができる状態。物理的、生物的、精神的および社会的ストレスを処理できる能力状態、良好と感じる状態、病気や突然の死のリスクのない状態。

このように、「病気や異常」がないとか、「死のリスク」がないということよりも、「対処する能力が最適である」とか、「完全な」とか、「社会的貢献ができる」とか、「社会的ストレスを処理できる」とか、「良好と感じる状態」などというように、能力や機能の積極面やポジティブな面に着目した具体的な記述が基調となっており、日本の医学界での把握の仕方とは大きな相違がみられる。

この他にも、フランスのラルース社の出版になる"Nouveau Larousse Medical" 1981年版の日本訳が森岡恭彦総監訳『医学大辞典』として朝倉書店から1985年に刊行されているが、そこでの「健康」(sante)の規定は次のようになっている[18]。

疾病が存在しないで、正常に機能している生体の状態。この語は個人（肉体的健康、精神的健康）に関しても、社会（公衆衛生）に関しても同様に使われる。

こんどは看護学の分野からの「健康」(health) についてみてみると、1978年に第1版が出され、2005年に第5版が刊行されている『看護学大辞典』(メヂカルフレンド社)では次のように記されている[19]。

[英 health、独 Gesundheit] 健康は多様な概念であり、その定義は社会的あるいは個人によって様々である。従来は病気でない状態が健康であると考えられていたが、最近では、WHO憲章前文のなかの定義のように概念が拡張されている。すなわち「完全な肉体的、精神的および社会的福祉の状態であり、単に疾病または病弱の存在しないことではない」。このように、個人的存在としての健康とあわせて社会的存在としての健康が考えられる。

また、2002年に第1版が刊行された和田攻、南裕子、小峰光博編の『看護大辞典』(医学書院)での記述は以下のようになっている[20]。

Health（健康）の概念は時代とともにかわってきている。昔は病気でないということが健康であると考えられていたが、1946年に発表されたWHO憲章は「健康とは身体的にも精神的にも、さらに社会的にも完全によい状態をさすのであって、単に疾病がないとか虚弱でないとかいう状態をさすのではない」と定義し、さらにこれは人間の基本的権利であるとした。WHOは1984年に定義を改正し、健康の量的判定は「個人ないし集団がどの程度望みを実現し、ニーズを満たしているか。さらに環境をかえたり対処しているか」を考慮すべきとした。最近ではさらに、人間としての尊厳（ス

ピリチュアル）も加えて提案され、個人個人の健康を重視し、虚弱であってもなんらかの障害をもっていてもその人が生きがいをもって生活できれば健康な生活であると思われるようになってきている。

　これら看護学の二冊の辞典の記述はほぼ共通して、健康ということは、従前は病気でない状態と考えられていたが、今日では次第に、身体的のみならず、精神的にも、社会的にもよい状態として捉えられるようになってきており、そして和田、南、小峰編のものでは、ニーズや望みなどがどの程度実現され、満足し得るものとなっているとか、人間としての尊厳なども加えて健康を理解するという動きもみられるようになってきていると指摘している。

3．身体・精神・社会(人間関係)の状態の良し・悪しと、その主観的・客観的把握

　以上にみてきた、健康という言葉や概念の日常用語あるいは専門用語としての用いられ方や使われ方、あるいはそれの意味内容や理解や把握のされ方、そして分野による相違、さらには時代による変遷などをまとめてみてみると、以下のように総括することができるであろう。

　①健康とは、身体的にすこやかな状態であるとする考えが、広く、一般的なものとなってきている。しかし、かつては、そして現在でも少なからぬ人たちが、身体的状態が悪くないとか、病気でないとか、症状や異常がないということが健康な状態であると理解し、捉えているということであった。

　②状態の良いとか悪いとかという理解や把握は、一時代前は身体を中心としたものであったが、今日では心や精神、さらには人間関係といった精神的、社会的次元や場面にまで広げられて、関連させて扱われることが多くなってきている。加えて今日では、人々がそれぞれ、一番の目標とか目当てとしているとか、最も大切にしていることとかといった生

きがいや価値観などとの関わりで、健康が語られたり、論じられることもみられるようになってきている。

　③健康ということが、身体から精神、さらには社会（人間関係）や文化（価値観）などの次元にまで拡大して扱われるようになると、その状態の良さ、悪さということも、それらが正常に機能し、働いているかとか、活力やエネルギーの度合とか、制御や統御の能力の如何であるかといった、共通して取り上げやすい評価基準や尺度と合わせて、ニーズや欲求、あるいは価値や目標など個々人に即して考慮を要する問題も多くなり、多様性という論点をも含めて、健康と生活の質の議論や整理が重要な課題となってきている。

　④疾病や症状や異常の診断や治療、軽減や除去などから出発した日本での近代医学や西洋医学は、それらの究明や解決ということでは大きな成果を挙げてきているが、身体、さらには心身や人間関係などの、平常な良い状態の理解や取り組みを欠落したり、軽視してきたという問題や課題が浮かび上がってきている。日本でも、保健学であるとか、健康科学などが改めて着目されたり、取り組みがされるようになってきているのも、これらと深く関わっている動きであるといえるであろう。

　結びとして、それらをさらに図式化して概念図としてまとめてみると、一方では身体、精神、社会（人間関係）、文化（価値、実存）の次元や側面について、他方では、それぞれの悪さ、病気、症状、異常などと、良さ、元気、活力、健康の状態の程度や広がりなどに至るまで、種々の場面や局面が考えられ、またそれぞれに当事者本人や周囲や一般の人々の主観的な受け止め方や対応と、他方では、それらと関わる人々、とりわけ健康や医療の専門職や研究者などの診断や検査、あるいは観察や実験などに基づいた客観的な見方や対応などに分けていくということができるであろう。（図Ⅰ-1）

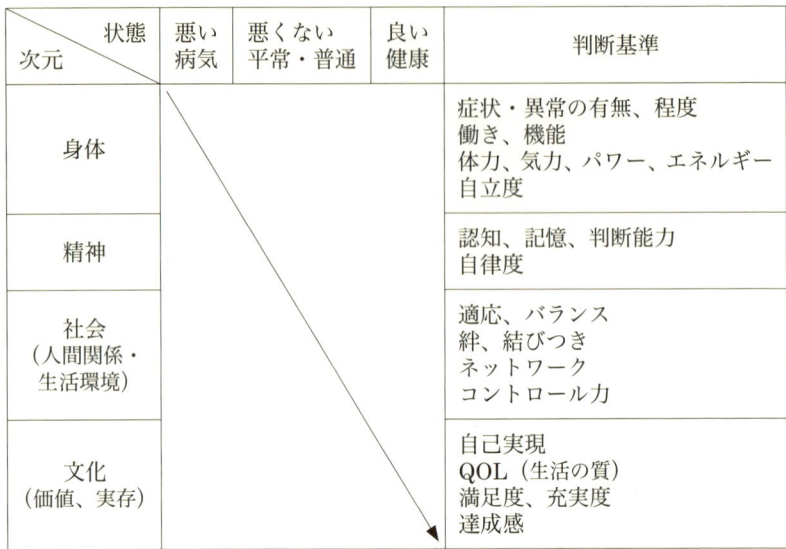

図 I-1　健康の各次元と状態に関する概念図

4．健康・保健と他の関連分野や概念との異同および相互関係

　本節では、健康や保健を論じるにあたって、近接したり、一部重複したり、時には異なって取り上げられたりもしている病気や疾病、医学や医療、あるいは看護、さらには福祉などとの関連や相違などに着目しながら、それらの意味内容や使われ方を明らかにし、それらを通して健康や保健の新たな展開と理論化を試みることとしたい。

　まずは、それをそれぞれに関係する代表的な辞典や文献などを参考にしながら、それらの意味や用例などを挙げて、整理することから始めることとする。

健康　　①身体や精神、心身が正常な状態、良い状態、生活力がみられ、感じられる状態、
　　　　②心身に病気や症状や異常がない状態。

保健	①健康の保持、増進、健康にとって望ましい方向への行動の変容や生活の改善。 ②病気や症状や異常の早期発見・早期治療。
病気	一般人が気づいたり、自覚している心身の異常や症状
疾病	医師などの専門職が、検査や診察などの客観的な手続きを経て診断した症状や異常。
医学	①疾病の原因・要因の解明と対策。基礎医学と臨床医学。 ②疾病の診断と治療（予防やリハビリテーションなども含む）
医療	医師（や関連する専門職）が、医学の知識や技術を用いて行う疾病の治療やその仕組み。
看護	①病んでいる人、傷ついている人、困難を抱えている人などへの自立に向けての心身のケアや世話。 ②医師や歯科医師の指示の下での療養の補助
福祉	①良い状態や幸せな状態。 ②悪い状態や不幸な状態にある人々への、自主やつながりの回復などに向けての支援や援助のサービス。

　次には、これらを踏まえて、若干の解説やコメントを付け加えたり、相互の関連などについて論及してみると、まずは健康や保健に関しては、日本では、一般の人々や日常の場面での使われ方や受け止め方という点では、今日なお、良い、とか、元気とかという、積極的とかプラス面からよりも、悪くない、とか、病気でないなどといった、マイナス面の否定や軽減の意味で用いられていることが多いともいえたということであった。

　また、その発想や関心が、症状や異常や病理的事象の有無や程度から出発し、その軽減や除去に取り組んでいる日本の医師や医療関係者の多くは、疾病や病理現象などに関しては膨大な知識や技術を学び、身につけてはいるものの、健康や保健となると理解や関心が乏しかったり、み

られないという人も少なくなかったというのが実状であった。

　病気と疾病に関しては、一時は、一般の人々自身の病気や異常の判断や受け止めなどは、「素人の判断」だとして、軽視や危険視される傾向もあったが、近年では、医師などの専門職が、検査などを通して行う「客観的」な把握や判断と合わせて、当人自身の「主観的」な気づきや自覚や受け止め方も尊重し、両者を総合して病気の回復や健康の向上に取り組むのが望ましいという声や意見が、医療関係者のうちからも出されるようになってきている。

　医学と医療に関しては、今日の日進月歩ともいわれるスピードで臓器、細胞、分子、遺伝子レベルへと細分化し、情報化やIT化が進む医学や医療は、患者や病人という人や人間よりも、生物や生化学や工学や数学の世界とも共通する事象や動きに関心が向けられたり、移されたりしやすい。しかし他方では、医学や医療の究極的課題は、個々の患者や家族の治療や不安の解消にあるとする指摘や見直し、そしてまた、近年の医学関係者自身の生活の質の関心などへの動きにも見られるように、患者の生命や生活や人生の寄与へと立ち戻らざるを得ないという一面をもっているといえるであろう。

　近年日本でも看護や福祉に関連しては、傷病者や弱者や貧困者などのケアや世話に係わるということで、ケア・ワーカーとしての共通性に着目するという捉え方などもでてきたが、これまでは看護は身体や精神面、福祉は金銭や人間関係の面などに主として関連して別々に取り組まれてきたという違いが大きかった。

　また、以上の全体に関わることとして、日本では、医学や医療などが最広義に、また歴史的にも以前から用いられ、その中から歯学や薬学等が分離・独立したり、今日でも医科大学や医学部の下に医学科や他の保健学科や看護学科、さらには公衆衛生学や栄養学などの講座が置かれたり、あるいは、医療（関連または技術）大学や学部の下に、理学療法や作業療法、または臨床検査や保健栄養などの学科が位置づけられ

ているのが一般的である。これに対し、アメリカなどでは、National Institute of Health（NIH）とか、Health Sciences とか Health Center とかの名称がより包括的で全体をカバーするものとして用いられ、その下に、Medical、Dental、Nursing、Public Health 等々の School や Department などが所属しているという形が多くみられるというように、Health が最上位、最広義で、その一部として medicine が置かれていたり、位置づけされているケースも多いという点も、あらかじめ注目しておきたい。

注
1 新村出編『広辞苑』第6版、岩波書店、2008年、898頁
2 〃 第1版、 〃 1955年、681頁
3 〃 第2版、 〃 1969年、706頁
4 〃 第2版補訂判、〃 1976年、706頁
5 〃 第3版、 〃 1983年、767頁
6 〃 第4版、 〃 1991年、824頁
7 〃 第5版、 〃 1998年、807頁
8 松村明編『大辞林』第2版、三省堂、 1995年、807頁
9 小学館国語辞典編集部編『日本国語大辞典』第1巻、小学館、2006年、1801頁
10 北澤一利『「健康」の日本史』、平凡社、2000年、15-16頁
11 同前 16頁
12 同前 34頁
13 小川鼎三・懸田克躬・比企能達・本川弘一・吉田富三編『医学大辞典』南山堂、1999年、614頁
14 最新医学大辞典編集委員会編『最新医学大辞典』第3版、医歯薬出版、2005年、540頁
15 加藤正明・保崎秀夫・笠原嘉・宮本忠雄・小比木啓吾編『精神医学辞典』弘文堂、1975年、372頁
16 伊藤正男・井村裕男・高久史麿編『医学大辞典』医学書院、2003年、746頁
17 ステッドマン医学大辞典編集委員会編『ステッドマン医学大辞典』第5版、メジカルビュー社、2002年、782頁
18 森岡恭彦総監訳『カラー図説・医学大辞典』、朝倉書店、1985年、279頁
19 『看護学大辞典』第5版、メヂカルフレンド社、2005年、624頁

20 和田攻、南裕子、小峰光博編の『看護大辞典』医学書院、2002年、852頁

第Ⅱ章　疾病と健康

1．病気の除去・軽減と生活の維持向上

　今日、国際的には、第2次世界大戦終了の翌年、新に発足した国連の一機関として誕生したWHOが憲章として打ち出した一節としての「健康とは、身体的、精神的、社会的に十全によい状態ということであって、単に疾病や弱点がないだけではない」が、健康や保健の定義や規定としては広く知られている[1]。

　またこれは、良い状態を強調した「積極的健康」の主張と同時に、身体のみならず、精神面や社会面にも着目して健康を理解し、把握することの意義を世界的にも広めたということでは画期的な意味をもつものであった。

　しかし日本などでは、今日なお、病気でないのが健康、悪くなければ良いという受け止め方が強く、健康を良いとか、活力のある状態として捉えるものは多くはない。

　その理由として考えられることとしては、日本人は、病気や悪くなることに関しては強い不安や恐れを抱いているが、健康や良いことについてはそれほど強固な目標や価値を置いてこなかったとか、病気や悪くなってから初めて、常日頃の平常の変わらないことの良さや大切さに気付くとか、保健や医療分野の専門職の多くも、異常や症状や疾病の発見や除去に関心をもつが、正常とか、恒常とかには、さほどの興味を持ってこなかったことなどが指摘されている。

これらに対して欧米では、ギリシャ神話の昔から、物事の自然の秩序を重視し、賢く生きるという特性に力点を置いてきたハイジア（健康の女神）の流れと、病気の治療や回復を中心とするアスクレピオス（医術の神）の流れの2つの健康の捉え方がみられた、ということを、著名な文明史家でもあり、また『健康という幻想』の著者でもあるデュボスが以下のように指摘している[2]。

　　ハイジア（健康の女神）　健康というのは物事の自然の秩序なのであり、もしも人々が、彼ら自らの生活を賢く治めていれば与えられる積極的な属性なのだ。従って、医学の一番大切な働きというのは、健康な肉体には健康な精神が確保されるであろうという自然の法則を見付けることにある。
　　アスクレピオス（医術の神）　医者の主なる役割は、出生や人生での思いがけない出来事によって生じた不全を直すことを通して、病気を治療し、健康を回復することにある。

ちなみにデュボスによるこの健康に関しての記述の箇所は、これまた、健康や病気、あるいは保健や医療の分野での古典的名著として定評のある、マッキウオンの『医学の歴史[3]』、そして、タウンゼントらの『健康の不平等——ブラック・レポート[4]』、などが、揃ってそれぞれデュボスの著作のこの部分を引用し、紹介した上で、それぞれの立論を展開しているということなどからしても、一定の共通の理解が得られている健康の捉え方の出発点を提供しているものとも考えられる。
　ところで、欧米の社会でも、紀元後の古代、中古、近世にわたって、その後さまざまに猛威を振るった伝染病への取り組みや疾病などへの対応を通して、病気への治療の知識や技術は徐々に蓄積され、そしてとりわけ近代社会以降、医療の場にも拡大してきた科学的思考や実践が、病原菌の解明などで大きな成果を挙げ、今日では治療医学や基礎医学を含

めて医療は巨大なものとなり、優位を占めるようになってきている。

とはいえ、人々の良い状態や生活の送り方、あるいは環境と融合した生き方などから健康をとらえ、理解するという立場も欧米などでは根強い。

2．健康・保健をめぐる国際的な動向と展開

このようなハイジアの流れをくむ健康の理解が浮上してきたのが、「健康とは身体的、精神的、社会的に良い状態」を揚げた WHO 憲章(1946 年)であり、それに続く「2000 年までに全世界の人々の健康の達成」を打ち上げた、同じく WHO のアルマ・アタ宣言[5](1978 年)、さらにはヘルス・プロモーションやヘルシー・シティを取り上げた WHO 主催のオタワ憲章[6](1986 年)などであった。(第Ⅲ章、第Ⅳ章参照)

さらには国別にみても、カナダ政府の、国民の健康の改善や向上に最大の貢献をしてきたのはライフスタイルへの取り組みであったことを指摘したラロンド報告[7](1974 年)、またそれを受けての、予防と保健は国民一人ひとりの仕事、を掲げたイギリス保健社会省の冊子[8](1976 年)、さらには、これからの「健康なアメリカ国民づくり」のために、疾病予防と合わせて健康増進を打ち出したアメリカ連邦政府公衆衛生局長官の報告書[9](1979 年) などが続いて発表された。(第Ⅴ章参照)

これらの他にも、1980 年前後から、今日の医学や医療への関心が、ヒトから、臓器、細胞、分子、遺伝子へと細分化され、生物学的、あるいは物理・化学的、さらには数理統計的比重が大きくなりすぎているとして患者の生活全体や意識を尊重することを強調する QOL（Quality of Life）の拡大、あるいは医療が必要以上にその適用範囲を広げすぎているとした Medicalization（医療化）などに代表される批判、さらには、一般の人々自身の疾病への取り組みの役割を説く Self-care などの動きも続いている。

これら WHO を初めとする、包括的、積極的、あるいは生活重視の健康の捉え方に対しては、それらはあまりにも理念的、抽象的、イデオロギー的で、具体的、実際的、科学的でないとの批判も強い。

　これらに答えての対応が、これも 1980 年代頃より、さまざまに試みられるようになってきている。実証や検証が可能な、行動や種々の機能や能力や要因などに還元し、分解したり、さらには数量化や尺度化などを通した、現状の把握や目標値の設定や評価などを進めようとする動きだといえよう。

　具体的には、ホスピス活動や、増大するがん患者の疼痛や精神的ケアなどから医学関係者にも急速に広がりだした QOL（Quality of Life）の取り組みなどに関しても、WHO が掲げている身体的、精神的、社会的によい状態を、活力や能力、肯定的感情や自己評価、人間関係などに即して尺度化や理論化を進めてきている WHO/QOL-26 の試みである。また、健康づくりという名称や掛け声の下で、その内容や中味は、検診の拡大による疾病の早期発見やリスク・ファクターの発見や除去を通しての疾病の発生予防にとどまっている医学や公衆衛生学の取り組みに対して、身体の機能や能力や可能性の開発や強化、あるいは人々の関係性やつながり、さらには社会的・文化的環境の重要性などにも眼を向けてのヘルス・プロモーション（Health Promotion）などの新たな展開等を挙げることができるであろう。（第Ⅵ章、第Ⅶ章参照）

　そしてそれらの中には、病気や症状や異常の発見や軽減や除去から出発し、あるいはそれを目標とし、そしてその先に健康の回復や実現を目指すというこれまでの医学や医療とは異なった、生命や生活や人生を包括したライフ（Life）の維持や向上を基本に捉え、そして、とりわけその身体面や精神面や社会的側面のよりよい状態との関わりで健康を捉え発展させようという新しい保健学や健康科学の誕生や成長の萌芽もみられる。

　もとよりこのことは、これまで長く、病気や症状や異常の発見や除去

と取り組み、幾多の成果を挙げてきた医学や医療の実績や実践を軽視したり、否定することでは全くない。

とはいえ、マイナス面の軽減や除去のみを掘り下げて行ったり、拡大していくという発想や取り組みだけでは、胎児期や高齢期、あるいは終末期の医療などで、今日すでにさまざまな問題を発生させてきている。

それらは、よりよく生きることとか、それぞれの人が目指した人生を生きることといった、生命体や人間や人類の活動を基本とした、プラスや種々の価値を志向した新たな取り組みや理論化などによって点検されたり、見直しがされることが必要となるであろう。

このようにみてくると、従前からの医学や医療と新たな保健学や健康科学との関係は、お互いに対立したり、侵食したり、というのではなく、協力し、補完し合いながら、より十全な健康状態の実現や向上を目指すべきものとなると考えられる。

3．健康の「疾病モデル」「医学モデル」と「生活モデル」「社会モデル」

以上にもみてきたように、健康や病気についての考え方や理解の仕方には、今日大きな変化が生まれつつあり、また動きがみられるともいわれている。その1つが、従前からの「疾病モデル」(Disease Model) や「医学モデル」(Medical Model) に対しての、「生活モデル」(Life Model) や「社会モデル (Social Model)」の台頭や広がりなどともいわれるものであり、この節では、それらの内容や背景、そして展開過程などを整理しつつ取り上げ、検討を加えていくこととしたい。

まず初めに、「疾病モデル」や「医学モデル」と「生活モデル」や「社会モデル」といわれるものを対比させてみると、**表Ⅱ-1**のようにまとめることができるであろう。

表Ⅱ-1　「疾病モデル」「医学モデル」と「生活モデル」「社会モデル」の対比

疾病モデル Disease Model 医学モデル Medical Model	生活モデル Life Model 社会モデル Social Model
異常、症状、疾病、病理など悪い状態や病んでいる状態（illness）に着目し、そのマイナス面やネガティブ面の除去や軽減を目指す	正常、生理、順機能、活力、エネルギーなど良い状態（wellness,well-being）に着目し、プラス面やポジティブ面の維持や強化を目指す
身体の異常、症状、病気に着目 部分（部位、臓器、器官、分子、遺伝子）に着目する	生命体や生活体などの心身の全体や身体と精神や社会との相互関係に着目する
細菌、ウイルス、有害物質、環境など生物的、物理化学的な特定要因の解明を目指す	あるいは意識、主観、価値観、生活水準や環境、行動、生活様式、など精神的、社会的、文化的、経済的な複合要因に着目する
明確な証拠や客観的に実証が可能な事象を重視する	社会調査や統計データや文献資料などを用いて、実証的かつ論理的に妥当と考えられる事象や関係の説明や解釈を行なう
高度医療技術や情報社会化の進展に期待する	日常的な生活関係や場面の役割や力などを重視する

　これらのうち、「疾病モデル」や「医学モデル」といわれるものは、今日の、いわゆる「西洋医学」とか「近代的・科学的医学」の発展や展開の中で蓄積され、確立されてきたものである。

　それはなによりも、異常や症状や病理などといった悪い状態や病んでいる状態（illness）に着目して、そのマイナス面やネガティブな面を除去したり、軽減することを目指す。

　そしてそのためには、疾病の状態を、身体の部位や臓器や器官や細胞や分子や遺伝子といった部分や細部にまで掘り下げて追求し、その構造や機能の異常や症状や病理などを特定しようとする。

　そしてこの考え方や取り組みは、疾病を発生させる要因を、まずは身体の構造や機能の変化、さらには、体外の細胞やウイルスや有害物質や

環境因子などといった生物的、物理化学的作用因子に着目しつつ、その特定や対応などを全力を挙げて進めてきた。

またそこでは、明確な証拠や、客観的に実証が可能な事象が重視され、評価され、そして今日、今後の医療技術やコンピュータ技術などのさらなる発展に強い期待や希望がもたれているといえよう。

これらに対して、「生活モデル」や「社会モデル」といわれる考え方や取り組みなどは、近代、西洋医学の流れや展開などの外側から、そしてまた、一般の人々の健康や病気との関わりでの生活の送り方への意識や関心の高まりや広がりの中から生まれ育ってきたといえよう。それらの背景や底流にあるものとしては、現代医学の知識や技術の急速な進歩や革新にもかかわらず増え続けている慢性の身体的、精神的な疾患とか、急速に増大してきている高齢者の加齢や老化に伴う健康問題、さらには種々の環境汚染の深刻な影響等も重なっていると考えられる。

そして近年では、欧米のみならず日本においても、漢方や気功やヨガなどといったように、東洋医学や伝統的な治療法や健康法や日常の生活の営みや送り方などなどへの関心やニーズが高まり、広がってきているのである。

このように、先にみた「疾病モデル」や「医学モデル」といわれる健康のとらえ方が、なによりも身体の特定部分に生じた異常や症状や病理現象に着目をして、その除去や軽減を目指すというのに対して、「生活モデル」や「社会モデル」といわれる取り組みや対応は、部分というよりは生命体や生活体の全体に着目し、また身体と精神の相互作用をも重視する。そして、パワーやエネルギーなど、それらの可能性や積極面に眼をつけ、正常や生理や順機能などといったノーマルな面や、さらには良い状態（well-being、wellness）に着目をして、プラス面やポジティブ面の維持や強化を目指している。

それはまた、生きることや生活全体の水準や送り方、あるいはそこでの人間関係や社会関係などにも着目するとともに、それぞれの人々の意

識の世界や主観的な受け止め方、さらには抱いている価値観などといった、経済的、社会的、文化的、精神的な領域に着目をして、それらを重視する。

　このように、「ライフモデル」や「生活モデル」というのは、なによりも人々の、日々の生活の条件や営みや、他者との関係や役割やつながりなどに着目をした健康への取り組みであり、理解であるといえるであろう。

注
1　WHO, Constitution, 1946
2　Rene Dubos, *Mirage of Health : Utopia, Progress and Biological Change,* 1959（田多井吉之介訳『健康という幻想：医学の生物学的変化』1964）
3　Thomas Makeowon, *The Role of Medicine : Dream, Mirage or Nemesis?,* 1979.
4　Sir Dougles Black, Prof. J,N. Morris, Dr.Cyril Smith, Peter Townsend, *Inequalities in Health : Black Report,* 1982.
5　WHO, Declaration of Alma Ata, Health for All : The attainments of health for all by the year, 2000.
6　WHO, Ottawa, Charter, Health Promotion, 1986.
7　Lalonde Report, Canada, 1974.
8　Prevention & Health ; Everybody's business, U.K. Dept. of Health & Social Services, 1976.
9　Healthy People: The Surgeon General's report on health promotion and disease prevention, U.S.A., 1979.

第Ⅲ章　ライフ・スタイルと疾病・健康

1．ライフ・スタイルへの関心の高まりとその諸契機

　今日の健康との関わりでのライフ・スタイルへの関心を高めた契機や要因としてはさまざまなものが指摘されているが、それらの中でも社会的にも強いインパクトを与えたものとしては、1974年に、当時のカナダ連邦政府の保健福祉省長官を務めていたラロンド（H.M. Lalonde）が取りまとめた Lalonde Report が挙げられることが多い。

　例えば、ハンコック（T. Hancock）は、「ラロンドを越えて——カナダ国民の健康の新しいパースペクティブを回顧して——」という論文の中で次のような指摘を行なっている。

　　　それは、健康を規定してきた最も重要や要因はヘルス・ケア・サービスではない、ということを示唆した初めての重要な政府の報告書であった。その根拠となるものをレビューした後、この報告者は、ライフ・スタイル、環境、人間生物学、保健医療制度という4つの「健康の分野」があることを示し、そして健康を主として改善してきたのは、ライフ・スタイル、環境、そしてわれわれの人間生物学についての知識によってなのだとしたのである[1]。

　この報告書は、政府の、しかも保健福祉省長官という立場にあったものの名前で刊行されたものでありながら、健康問題の解決に寄与し、こ

れからも貢献するものとして、治療医学や医療制度など以上に、遺伝や環境の要因やライフ・スタイルなどを重視したということで大きな反響をよんだのである[2]。

 とりわけこの報告書は、カナダ国内よりも国外に強いインパクトを与えたとされている。たとえばイギリスでは、この Lalonde Report の2年後の1976年に、Department of Health & Social Services から、"Prevention & Health: Everybodys business" という印刷物がまとめられているし、またアメリカでは、さらにその3年後の1979年に、今日のアメリカでのヘルス・プロモーションの原典ともされている U.S. Surgeon-General（アメリカ公衆衛生局長官）の "Healthy People: The Surgeon-General's report on health promotion and disease prevention" という報告書が刊行され、そのなかで、本書は Laronde Report に負うところが大きいことが明記されている[3]。

 このアメリカ公衆衛生局長官の報告書は、まずアメリカでは生命を脅かす伝染性疾患あるいは感染症は顕著に減少し、その死因の75%は、心疾患、脳溢血、がん等の慢性疾患によるものとなり、不慮の事故は40歳までの死因の最大のものとなっているというように、環境の危険な状態や行動の要因が人々の健康に大きな損害を与えているのだとし、次いで、アメリカ国民の健康を一層改善するためには、医療を拡大したり、医療費を大きくするというだけでなく、疾病を予防し、健康を増進される努力を新たに国が賭けることによって達成できるし、達成されるであろうとの基本的な方向を打ち出したのである。

2．日本における「成人病」と「習慣病」

 以上にみてきたような海外での健康や病気とライフ・スタイルと関連づけての取り組みにいち早く着目し、日本でそれを習慣病という用語を用いて展開することを進めてきたのが日野原重明であった。

この間の経過について日野原自身は以下のように述べている[4]。

　私が「習慣病」という言葉を言ったのは 70 年代の半ば頃ですが、私がその言葉を最初に使ったのは、専門家に向けた論文ではなくて、一般読者に向けて書いたものです。1977 年ですから 21 年前に『中央公論（12 月号）』に「文明は心臓をむしばむ」という論文を書きました。「文化がもたらした食習慣により、心臓病はこれから増えてくる」と。アメリカは文明国を誇る一方で心臓病が猛烈に増えた。日本も追い掛けて、文化的レベルが高くなってきたから心臓病が増える。それに警鐘を鳴らしたわけです。そして翌年、78 年には、「成人病に代わる『習慣病』という言葉の提唱と対策」という論文を書いたのです。

この後者の論文の中で、日野原は「誤った食事摂取、タバコやアルコールのとり方の過度、運動不足、ストレスが多い生活などが、慢性病を引き起こしたことは間違いない事実である」と指摘し、老化や加齢によるという宿命的な響きをもちやすい成人病という言葉に代えて習慣病という名称を用いることにより、一般の人々にも、「日常の悪い習慣が生み出す病気」ということを意識させ、自覚させるべきだとの提唱を行なったのである。

ところで日野原によれば、「成人病」という言葉は、昭和 30 年代に入ってからの脳卒中、高血圧、がん、心臓病などの慢性疾患の顕著な拡大と、それへの治療や管理や早期発見などの対策を進めるにあたって、厚生省が行政上の用語として取り上げたことにより、急速に広まったのだとして次のような指摘を行なっている。

　"成人病"という言葉は、厚生省が昭和 30 年代初頭より用いはじめた行政用語であった。当時の記録を見ると、昭和 31 年 3 月に

その最初の記載が認められ、同年5月成人病予防対策協議連絡会規定に「がん、高血圧症、心臓病その他の成人病の予防」との記載がある。この連絡会は厚生大臣の諮問機関として設置されたものであるが、翌32年2月の第1回会合の議事録の冒頭に「成人病」の呼び方や範囲についての厚生省見解が示されている。すなわち、「成人病とは主として、脳卒中、がんなどの悪性腫瘍、心臓病などの40歳前後から急に死亡率が高くなり、しかも全死因の中でも高位を占め、40〜50歳くらいの働き盛りに多い疾患を考えている。」

現在では、各地に「成人病センター」ができるなど、「成人病」という言葉はすっかり国民の間に定着した観がある。現代における「成人病」が示す疾患の範囲は必ずしも明確ではないが、ガン、心臓病、脳卒中、糖尿病、高血圧などが代表的な成人病として挙げられる。

そしてまた日野原によれば、成人病という「この言葉が健診の前置詞とされ、成人病健診という言葉が生まれ」[5]、X線写真、肺機能、心電図、肝機能、あるいは血清脂質値等々の検査項目に症状や異常がみられるか否かという、医師や検査機関を主体とした「客観的」で「科学的」なデータを中心とした早期発見や早期治療の方向が拡大され、強化されることとなったとしている。

これらの動きに対して日野原らは、医療関係者主体の検査を中心とした早期発見よりも、慢性疾患の発生要因や原因を喫煙、飲酒や食生活やストレスに着目し、それらを変えることを通しての発生予防、とりわけ一般の人々自身の「行動の変容」に力点をおいて推進することを目指したのである。

3．生活習慣病への転換

　これら日野原らの提唱や取り組みは一般人のみならず保健医療専門職の理解や支持が得られず、文字通り「孤軍奮闘」の時間が長く続いた。それが厚生省による1975年の成人病の使用から40年近くも経過し、また1978年以来の日野原らの習慣病の提唱から20年も経た1996年末になって、ようやく厚生省の審議会からの新たな答申を得て、「成人病」はようやく「生活習慣病」という用語に変えられた。この間の経緯を日野原は次のように記している。

　「去る1996年12月、厚生省の公衆衛生審議会の成人病難病対策部会（大谷藤郎会長）は、従来の『成人病』という用語のかわりに、『生活習慣病』という名称を用いることを審議し、部会の一致した意見が厚生省に答申され、1998年2月から、これまで使われてきた成人病を生活習慣病と改称して、国民の健康づくり運動を一次予防医学を中心に展開することとなった。

　この情報が新聞紙上に発表されたとき、国民の多くと医療関係者は、昭和32年以来この用語が国民に普及し、医学界でも成人病学会という名称を用い、役所関係でも成人病対策という言葉は長年耳慣れているのに、なぜ今さらこのような新用語が出てきたのかと不可解に思ったのである。

　しかし、この用語は以下に説明されるように、きわめて曖昧な定義で用いられ始め、医学者や諸学会が、この厚生省発案の成人病という用語に抵抗を示さないままに40年近くの歳月が経過したのである。

　成人病を英語で直訳すると、diseases of the adult と表現されよう。これを聞いた外国人は、何の疾患をそう呼んでいるのかを怪訝に思うにちがいない。

　昭和32年にこの言葉を厚生省が発案したとき、これを誰かが英訳してみれば、この用語が不適切であるということがわかったであろうが、

医学者や医学界も、これは血圧の健診を普及させるための行政語ぐらいに解釈して、その用語の使用に異議を申し立てなかった。そのために、このようなことになったものと、筆者は思う。

成人病といわれ始めた昭和32年頃にすでに、英米では life style related disease という表現があったようで、この言葉は英米では長年用いられている。」[6]

その後、厚生労働省は「生活習慣病」への取り組みを中心に捉えた国民健康づくりとしての「健康日本21」を2000年にスタートさせ、また2003年には、その法律的な裏づけとしての「健康増進法」を施行させた。そしてそこでは個人の行動変容と併せて、タバコ等の広告や販売などに一定の規制を加える「社会的」「行政的」な施策にも、ようやく踏み出し始めてきているのである。

4．ライフ・スタイルと個人的な行動変容

ところで、これまでにもみてきたように、禁煙、節酒、ダイエット、フィットネス、ストレス・コントロールなど、日常の生活や習慣を健康にとって望ましいものへと変えていこうというライフ・スタイル・チェンジへの取り組みや関心は、「健康上の問題は主として個人の行動に由来するというこのライフ・スタイル・イデオロギーは、一般の人々の心をしっかりとつかんでいる」とのサルモン（J.W.Salmon）の指摘にもみられるように[7]、大きな広がりをみせてきているのであるが、これらの動きに対しての批判的、あるいは警戒をする見方や対応も他方では生まれてきている。

それというのも、近年、禁煙、節酒、あるいは食事や休養や運動等に留意するなど、日常生活のなかでの健康への取り組みや健康づくりの重要性が指摘され、一般の人々自身の役割や責任が強調されるにつれ、「タバコが止められないのは当人の意志が弱いから」とか、「規則的な

生活が送れないのは本人がだらしないから」とか、「子どもが虫歯になるのは親のしつけが悪いから」とか、「悪い環境で働いたり、住んだりしているからけがや病気をする」等々というように、それらがあまりにも個々人の行動や生活の送り方にのみ目が向けられて、人々が置かれている周りの環境や条件等を見逃したり、軽視したりするということが多くなってきているということともかかわっている。

そしてまた、健康を保ち、伸ばしていく役割や責任を、もっぱら個人の意欲や意志や選択に求め、それができないものを無自覚だとか、不注意だとかとして非難する動きに対しては、低所得者や低学歴者などでそのような行動や選択をとりえないものをなじることにもなるとして、victim blaming（被害者を非難するもの）だとの批判も出されるようになってきたのである[8]。

このように、ライフ・スタイルへの着目というのが、一時は、あるいは国によっては、あまりにも個人的次元での行動変容を求めるという方向が強められたために、それを批判する立場からは、ヘルス・プロモーションという活動それ自体をも含めて疑問を呈するという動きもみられたのであるが、その後次第に、このライフ・スタイル・チェンジということも、さらにはヘルス・プロモーションということにおいても、個々人の取り組みと合わせて、個人のつながりやコミュニティの結びつきも重視し、さらには生活全体の関連性に着目した生態学的接近[9]なども強められてきたために、新たな展開と拡がりを示す段階を迎えている。

注
1 T. Hancock, Lalonde and Beyond, Looking Back at "A New Perspective on the Health of Canadians" *Health Promotion,* Vol.1, No1, Oxford University Press, 1986, p.93
2 M.Lalonde, A New Perspective on the Health of Canadians, Minisiter of Supply and Servixces, Canada, 1981
3 Healthy People : The Surgeon General's Report on Health Promotion and Disease Prevention, U.S. Department of Health, Education and Welfare,

1979
4 日野原重明、西川泰夫「『生活習慣病』という名称をめぐって」『現代のエスプリ』No.373、至文堂、1998 年、10-11 頁
5 日野原重明「『生活習慣病』の社会的背景と新しい健康運動」『厚生』1997 年 2 月号、12 頁
6 日野原重明「生活習慣病とは（総論）」『老化と疾患』Vol.11, No.9、1998 年、15（1275）頁
7 W. Salmon, ed., *Alternative Medicine-Popular and Policy Perspectives,* Tavistock, p.258, 1984
8 W. Pyan, *Blaming the Victim,* Revised, Updated Edition, Vintage Books, 1976
9 L.W. Green, and M.W.,Krenter, *Health Promotion Planning : An Educational and Environmental Approach,* Mayfield Publishing Company, 1991, 神馬征峰・岩永俊博・松野朝之・鳩野洋子訳『ヘルスプロモーション－(Precede－Proceed モデルによる活動の展開』医学書院、1997 年）

第Ⅳ章　生活の質(QOL)と疾病・健康

1．クオリティ・オブ・ライフへの関心の出現

　クオリティ・オブ・ライフ（Quality of Life）という言葉や用語が、いつごろから、どこで、またどのような流れの中から使用されるようになってきたのかということについて、医学、看護学の日野原重明は、社会福祉学の阿部志郎と共同で監修・編集し刊行した著作『クオリティ・オブ・ライフのための医療と福祉』(1994年刊)の巻頭の鼎談の中で次のような発言をしている[1]。

　　クオリティ・オブ・ライフという言葉が、いつごろからわが国で使われ始めたかといいますと、おおよそ10年ぐらい前かと思います。これらはよく調べてみますと、医学の世界や福祉の世界よりも産業界で始めて1960年代に生まれた言葉ではないでしょうか。第2次世界大戦後に工業化が急速に進み、産業社会ができ、それによって公害が生じてきました。文明化が進めば進むほどいい社会ができると思われていましたが、その裏で人間社会を崩壊させるような現象が起こっていることに気づきはじめました。1968年に世界から賢人が集まりローマ会議が催された時に、クオリティ・オブ・ライフという言葉が使われました。人間が文明というものをとことん追求し、そして人間が楽な生活や便利な生活や贅沢な生活をすることが、そこでわれわれが生きることの質を考えないというこ

とは余りにも片寄りすぎたのではないかということが反省されました。第2次世界大戦後の産業の復興によって、将来この様な状態が100年も続くと、社会は崩壊するのではないでしょうか。個々人でそれを反省して、どうすればそれをある程度食い止めながら、もっと命を豊かにすることを考えようではないかということから、クオリティを考えようとする運動が起こったわけです。このような考え方は、産業社会より遅れて、1980年代になってから、医学や福祉の中に入ってきたわけです。

そして日野原は、医学や医療の分野でのクオリティ・オブ・ライフへの関心の始まりや広がりについて、続けて次のように述べている。

　命の質などは、今まで、医学は考えたことはありませんでした。ただ長さだけ、どうすれば寿命が長くなるかということに一番誰もが関心をもちました。だから、日本のように寿命が世界で一番長い国は、もっとも、文明や医学が進歩した国ではないかと思うようになりましたが、命は長さで計るのではなくて、質で計るものである、というヒントが得られると、ここで、医学はすっかり、視点を変えなければなりません。そういうことで、医学界にクオリティ・オブ・ライフとか、あるいはターミナル・ケアとかキュアでないケアという言葉が、医学界のテーマとして取り上げられてきました。それが約10年前だったと思います。当時は、そういうテーマでシンポジウムをやるなんて、とんでもないというように反発した医者は非常に多かったのです。そして、10年ぐらいの間に、だんだん、医学以外の世界の専門家が「命」というものをいろいろ考えながら、また、医学を批評して、発言する論者も多くなりました。柳田邦男さんなども、その一人でしょう。そういうことになって、医学者が命を考える場合、そのクオリティ・オブ・ライフを評価するかとい

うところまでは至っていません。ただ、クオリティが、必要だということを論じている程度に止まっています。

また日野原は、「医学教育者のためのワークショップ」の席上で、「QOL の概念の誕生について」より具体的に次のような発言を行なっている[2]。

> 1968 年のローマ会議で地球環境の破壊から物質主義・産業主義の文明にストップをかける必要があるとして「成長の限界」という論文が発表された。その頃、シシリー・ソンダースがターミナルの患者の病状緩和と精神的に支えることを目的としたホスピスを開き（1967 年）、このホスピス運動で人間の命は長さより質だという考え方が出されてきた。この二つの考え方が一緒になって、1970 年には初めて、医学の世界に Quality of Life（QOL）の概念が登場した。

2．保健・医療・看護領域でのクオリティ・オブ・ライフ

かくして、日野原は、「QOL の考え方は、ガン末期の患者の余生をなるべく豊かにするという思いで営まれるホスピスにおいて、まず浮き彫りにされたことは、きわめて自然なことである」[3]と述べている。

> 欧米において 20 年も前から、ガン末期患者に痛みがあればそれをモルヒネなどで最大限度にコントロールし、不必要な検査や不適切な治療は、一切行なわず、患者を大切な人格者として把握した上で、その人に合った、心身両面からの個別的ケア、すなわちホスピス・ケアをすべきことが医療チームのなかで認識され、実践されてきたのである。

終末期患者でない一般の患者、たとえば心臓病患者を治療するに当たっても、どう患者に対応すればその患者のQOLを大切にすることができるかが、薬や手術やリハビリテーションの手段を選択するなかで討議されるようになったのである」。

そして日野原は、その後の医学や医療の場面でのQOLの展開について、以下のような説明を行なっている[4]。

英国では、1967年ロンドンで聖クリストファーホスピスが創設され、末期患者のいのちの質についての検討がなされた。

米国では、1976年国立癌研究所（NCI）に入院しているガン患者の社会心理学・行動学・リハビリテーションに関する精神科医と癌治療医との共同研究が始められた。

米国では、1985年にFDA（食品薬剤管理施設）が新しい抗ガン薬採用に際して腫瘍の縮小率や生存期間の延長のほかに、QOLの測定の有用性が強調された。

ドイツ（当時は西ドイツ）では、1986年に第11回国際高血圧学会で高血圧治療におけるQOLのシンポジウムが開かれた。

日本では、1977年に「死の臨床研究会」が誕生して終末医療におけるQOLに関する研究が始まり、その第4回の研究会総会（1981年）には私が「延命の医学から生命（いのち）を与えるケアへ」（『看護学雑誌』1981年10月号、医学書院）という特別講演の中で、延命の医学よりもQOLを高くするケアの医療・看護が重視されるべきことを強調した。

1983年には第21回日本医学会総会で「死の臨床」をテーマにシンポジウムがもたれ、1989年第27回日本癌治療学会では「ガン治療とQOL」のテーマが取り上げられた。1986年にはドイツの国際高血圧学会では萬代隆博士が高血圧治療におけるQOLという研究発表をしたが、その後、萬代博士には1988年に日本に研究

会を発足させている。

また、1994年にはベルギーで第1回QOL学会が開催されている[5]。

3．クオリティ・オブ・ライフの広がりと理論化

また、アメリカの医療社会学者のレヴィン（Sol Levine）はクオリティ・オブ・ライフへの関心の出現やその広がりについて次のような指摘を行なっている。

　近年、生活の質ということが健康における主たる関心事となったのは何故であろうか。
　第1には、心疾患、高血圧、種々のがん、脳卒中、糖尿病、関節炎、等々の慢性疾患の多発をみているということである。これらの疾患の治療は困難であるが、改善することはできるし、また軽減することもできるし、また患者たちは社会的機能を向上させることもできる。したがって、生活の質を高めたり、少なくとも維持するということが一番大切なこととなってきているのである。
　第2に、われわれの社会では、臓器移植手術、心臓バイパス、人工臓器、換気補助装置、腎透析、そして死につつある患者の生命を延ばす種々の方法での、よく知られている確信を含んだ新しい形の技術が大量に芽を出してきている。どの程度までこれらの革新は適用されるべきであろうか。それらの利用のおける限界は何か、それらの利用における基準は、何なのか。
　第3に、費用に関しての関心が前面に登場してきた。われわれは、われわれの資源は限られており、何もかもすることはできないということを常に想起させられている。費用を抑制するということが今日の有力なエトスなのである。多くの患者が医療資源を、その全生涯における以上に、最後の数ヶ月で使っているということをわれわれは知っている。社会的相互作用を失った患者たちに対してどの程

度の費用や労力が支出されるべきなのであろうか。

　第4に、一部はわれわれの社会学的思考を通して、そして主として、女性とか、少数者とか、消費者等の、今日の大きな社会運動から、ヘルス・ケアを人間的にすることへの関心が増大するのに伴って、ヘルス・システムに対しての重大な批判ということが生まれてきている。これらの展開が生活の質ということの重要性を加速させているのである[6]。

　以上にみてきたように、近年のガンや高血圧、そして心疾患や糖尿病、さらには身体のみならず、さまざまな精神の疾患など、長期にわたるあるいは完全な医学的な治療は困難な慢性の疾患の患者や死者が、それぞれの大多数を占めるようになるにつけ、医学や医療関係者のうちからも治療や延命といったcureだけでなく、支援や世話なども含めたcareへの関心や取り組みがようやく、広がり、高まりをみせている。そして、それらに伴って、これまでのような医者や医療関係者の視点や評価などに基づいて一方的に進められる医療や看護などから需要者や利用者としての患者や家族などの期待や価値や満足度などをも尊重する方向へ

表IV-1　患者が考える Quality of Life とはなにか

1．私は、はっきりと思考する能力を保ちたい。
2．私は、安全でかつ心配のない状態でいたい。
3．私は、不必要な痛みや苦しみを避けたい。
4．私は、大切に扱われたい。
5．私は、話す能力がなくなっても人間としての尊厳をもって扱ってほしい。
6．私は、家族に不必要な重荷になりたくない。
7．私は、家族と好ましい絆（きずな）を保っていたい。
8．私は、死ぬ前に愛する人と一緒にいたい。
9．私は、自分のことは自分で決めたい。
10．私は、死ぬときに苦しみたくない。
11．私は、愛する人に私について好ましい思い出を残したい。
12．私は、自分の宗教や伝統に基づいて取り扱ってもらいたい。
13．私は、死んだ後の私の身体について大切に扱ってほしい。
14．私は、医学教育や研究になんらかの貢献をすることによってお役に立ちたい。

出典）D. Doukas et al., *Clinical Aspect of Aging* (W. ed by Reichel) Wilkins, Baltimore, 1989. p.615

の転換がより強く求められるようになり、それらの旗印として、クオリティ・オブ・ライフということへの言及や考慮などが増える傾向がみられるようなってきている。

　日野原はその一つとして、アメリカでのドウカスら（D.Doukas, et al.）がまとめている「患者が考える Quality of Life とはなにか」についての諸項目を次のように紹介している[7]。(**表Ⅳ-1**)

4．医療の場面での QOL の測定や評価

　このようにして、1980年頃より、保健や医療の領域においても急速に台頭し、拡大してきたクオリティ・オブ・ライフ（Quality of Life、以下 QOL）QOL への関心や取り組みは、1990年代に入ると、臨床や治療の場でも、研究や理論の場においても、それらの具体的、実際的、そして客観的、科学的把握や評価の方向へと展開していく。

　それらの動きを、2000年に Peter M. Fayers と David Machin により"*Quality of Life——Assessment, Analysis and Interpretation*"として刊行されたレビューから紹介していくこととしたい（以下の本書の引用は、その訳書であるピーター・M・フェイヤーズ、デビッド・マッキン著、福原俊一・数馬恵子監訳『QOL 評価学——測定、解析、解釈のすべて——』中山書店、2005年による）。

　まず「はじめに」、フェイヤーズらは、数多くの測定や評価尺度が QOL に関わって開発されるようになってきた背景を次のように述べている。

　　　治療法評価のための鍵となる方法論はランダム化比較試験（RCT）である。これらの臨床試験は伝統的に、比較的、客観的な臨床的アウトカムの測定指標として、たとえば治癒や処置に対する生物学的反応、生存率といったものを考慮に入れてきた。さらに近

年、研究者、患者が等しく主張していることは、主観的な指標も考慮すべきであるということである。これらの主観的指標はしばしばクオリティ・オブ・ライフ（Quality of Life、以下QOL）の指標とみなされている。それらはさまざまな測定尺度を含んでおり、たとえば、情緒的機能（emotional functioning、不安と抑うつを含む）、身体機能、社会的機能、痛み、疲労感、他の症状や薬物毒性による症状などである。膨大な数の質問票すなわち測定尺度がQOL評価のために開発されてきており、幅広い状況で用いられてきている。

続けてフェイヤーズらは「QOLとは何か」ということで以下のようなまとめを行なっている。

> QOLはうまく定義ができない用語である。世界保健機関（WHO、1984）は、健康を「身体的、精神的、社会的に完全に良好な状態であることであり、単に疾病がないことではない」と宣言した。ほかにも多くの定義が「健康」と「QOL」双方について試みられてきており、しばしば、この2つを結びつけたり、あるいはQOLについては、しばしば幸福と生活の満足の要素が強調されたりしている
> 　一般的に合意が得られていることは、関連する側面は研究によって異なるであろうが全般的健康、身体機能、身体症状や薬物毒性による症状、情緒機能、認知機能、役割機能、社会的機能、性機能、および実存的問題を含めてよいということである。
> 　他の研究者はスピリチュアルな事柄、病気にうまく対処する力、および生活の満足まで含めようとする。
> 　どの構成要素を評価すべきかについては一致が得られていないが、大半の研究者が賛同していることは、質問票には上述の多くの次元を含めるべきだということと、QOLは多面的な構造であるという

ことである。非常に多くの次元がある可能性があるため、あらゆる概念を同時に一つの測定尺度で評価しようとすることは実際的ではない。健康状態の評価を意図したほとんどの測定尺度は、少なくとも、身体・情緒・社会機能に焦点を合わせたいくつかの項目を含んでいる。

あらゆるアプローチを通し、ある統一されていてかつ議論のないことは、これらの次元を構成している諸概念は、主観面を測定することによってのみ評価が可能であり、それらは患者に尋ねることによって評価すべきであるということである。

これらを踏まえてフェイヤーズらは、QOL 評価のために開発されてきた「測定尺度」の代表例となるものを取り上げて、それぞれにコメントを加えている。

  Sickness Impact Profile（SIP）　Bergner ら（1981）による SIP は、患者が知覚する健康状態を行動への影響によって測定しようとするものである

  Nottingham Health Profile（NHP）　Hunt ら（1981）による NHP は情緒面、社会生活面、身体面での苦痛を測定するものである。

  Medical Outcome 36-Items Short Form（SF-36）　SF-36 は Ware ら（1993）によって開発された一般的な健康状態を評価するものである。

  Euro QOL（EQ-5D）　Brook ら（1996）による Euro QOL は、もう一つの一般的な QOL 測定を目的としたもので、単純性と多国間比較に力点がおかれている。

  Schedule for Evaluation of Individual Quality of Life and the Patient Generated Index（PGI）　Hickey ら（1996）による SEIQOL と、Ruta ら（1994）による PGI は、個人の視点から QOL を評価す

るために開発された測定尺度の例である。回答者は自分にとってとくに重要な生活の領域を指定することができ、それぞれの領域において現在の機能状態のレベルが評価される。

European Organization for Research and Treatment of Cancer (EORTC) 癌に特異的な30項目の質問票である（Aaronsonら、1993）。

EORTC Disease-or Treatment – Specific Modules コアとなる質問票があって、幅広い癌患者に該当しそうなQOLのさまざまな局面を評価するものである。

Functional Assessment of Chronic Therapy-General (FACT-G) Cellaら（1993）によって開発され、癌に用途を限定した測定尺度として広く用いられている。

Rotterdam Symptom Checklist (RSCL) RSCL (de Haesら、1996) は癌患者のQOL測定を目的とした別の測定尺度である。

Quality of Life in Epilepsy (QOLIF-89) 13頁、89項目の質問からなる調査票で、てんかんの患者に用いることを意図したものである。

Pediatric Asthma Quality of Life (PAQLQ) Jupiperら（1996）によって開発されたPAQLQは7-17歳の子どもが喘息によって経験している問題を測定するために作られたものである。

Hospiptal Anxiety and Depression Scale (HADS) ZigmondとSnaith（1983）たによって開発され、当初は不安と抑うつを発見する臨床スクリーニングの手段をめざしたものであった。

MeGill Pain Questionaire (MPQ) 痛みの測定に最も広く使われているテストの一つである（Melzack、1975）。

Multidimensional Fatigue Inventory (MFI) Smetsら（1995）によるMFIは、疲労感測定のために作成された20項目の自記式測定尺度である。

Barthel Index（BI） さまざまな障害尺度は、QOL に関連するとみなされる事柄を評価しようとしたもののなかでも最も初期の試みに当たるものである。

5．日本の医療における QOL の導入と展開

　これらの欧米を中心とした保健医療領域での QOL への関心の高まりは、前項での日野原重明らによる紹介や取り組みにもみられたように日本においても、1990 年代に入ると急速に広まりをみせるようになった。そしてまた QOL の実践や現場での具体的、実際的な把握や評価法ということでも、2001 年 9 月には萬代隆監修『QOL 評価法マニュアル――評価の現状と展望』インターメディカ刊、という 500 頁近くの冊子となって刊行されるという成果を挙げるようになってきている。ここでその章立てや構成をみておくと以下のようになっている。

PART-1　QOL 研究領域概論

　「QOL 評価質問表の開発と応用」「QOL 評価研究に必要な統計学の知識」「効用値測定尺度」「癌治療における QOL 評価の現状と展望」「健康政策領域における QOL の現状展望」「健康教育領域における QOL の現状と展望」「栄養学領域における QOL の現状と展望」「薬学領域における QOL の現状と展望」「リハビリテーション領域における QOL 評価の現状と展望」

PART-2　専門領域における QOL 研究各論

　「肺癌と QOL」「乳癌と QOL」「消化器癌（大腸癌を中心に）と QOL」「人工肛門造設患者の QOL」「末期医療と QOL」「末期医療と QOL（在宅ホスピスケア）」「高脂血症と QOL」「脳卒中と QOL」「気管支喘息（成人）患者の QOL 評価法の検討」「COPD（慢性閉塞性肺疾患）と Quality of Life」「肥満と QOL」「糖尿病と QOL」「QOL とイ

ンフォームド・コンセントの相互関係」「肝臓病とQOL」「膵臓病とQOL」「腎炎・ネフローゼとQOL」「人工透析とQOL」「骨粗鬆症とQOL」「高齢者とQOL」「神経難病患者のQOL評価法」「アトピー性皮膚炎とQOL」「口腔疾患とQOL」「身体障害とQOL」「知的障害を持つ人のためのQOL評価法」「介護保険とQOL」「地域保健活動とQOL」「スピリチュアル・ペインに関する諸問題」。

　以上のような項目や柱立てからもみられるように、本書では疾患別、患者別の構成が中心で、健康や保健への視角が弱く、また、「身体」の健康問題に比べて「精神」や「人間関係」などへの言及が少ない。
　そしてまた、本書の監修者である萬代隆自身が巻頭論文の結びとして「もともと主観的で、数値に置き換えることが困難である質的要素を数量化し、統計学的解析方法を用いて客観的に評価することは難しい。QOLに関する十分な議論の中で確実に前進すればよく、無理に結論を急ぐ必要はない。QOLの理念を通して、満足感や充実感などの人間の内面的・質的な価値の重要性や多様な価値観を認め合う必要性が、医療の場で再認識されることが最も重要な点である」と述べているようにQOLへの関心の高まりは、従前は「疾病モデル」「医学モデル」一点張りともいえた日本の医療や保健が、「生活モデル」「社会モデル」にも目配りをすることの必要性を促したとともに、今後の課題を投げかけたものであるといえるであろう。

6．WHOによるQOLの健康領域への拡大

　以上にみてきたような、欧米、そして日本での、病者や患者、あるいは「疾病の影響を測定することを主眼」としたQOLへの関心や取り組みに対して、「健康人」をも対象として、また健康の身体や精神や社会の諸次元や、良い面や積極面をも包含してのQOLの理論化や体系化を

目指しているのが WHOQOL の試みである。

それらを 1992 年から WHO の呼びかけに協力して WHOQOL の開発に取り組んできた中根允文らによる「手引き」や、1995 に WHOQOL グループが作成した「討議資料」から紹介してみていくこととしたい。

これらの作業を進めるにあたって、WHO は世界各国から 15 ヶ国のエキスパートを集め討議を重ね、まずは第 1 段階として QOL の概念の明確化と統一を図り、次のような合意に達した。

> 第 1 は、QOL は、客観的状態に関しての認知とか、諸資源についての満足感というように、主観的なものと係わるという特性である。
> 第 2 には、QOL の多次元性ということである。
> 身体的次元（身体の状態についての見方）
> 精神的次元（個々人の認知的、感情的状態についてのそれぞれの認識）
> 社会的次元（個人間の関係や社会的諸役割についてのそれぞれのとらえ方）
> 実存的次元（人生の意味についての各人のとらえ方）
> 第 3 には、QOL は役割を果たすとか、満足とか、たやすく動けることといった積極的側面と、消極的感情とか、薬物依存とか、疲労とか、苦痛といった消極的側面の両面を含んでいる。QOL の調査は、積極的および消極的な面に関しての個々人のとらえ方に向かうものでなければならない。それ故 QOL というのは、人々の生活や、そしてそれらの目標や期待や基準や関心事とも係わる文化や価値の文脈における人生の位置についての個々人のとらえ方ということだとも定義できる。
> それは、身体的健康、精神的状態、自立性の程度、社会的関係、個人の信念や環境の諸相に関してのそれぞれの関心などといった

個々人の複合的な行いを一体化した幅広い概念なのである。この定義は、主観的なもので、QOLは積極および消極の両面や多次元性ということにもっと光を当てた見方である。

　これらの討議を踏まえて、WHOは6つの領域と各領域3項から7項の下位項目から構成されるWHOQOL基本調査票をまとめあげた。そして「WHOQOL予備調査表を世界各国の15センターにおいて250名の50名の軽疾患者を対象に実施施行し」、「共通の基本構造、共通の100問の質問、正規化された国際比較可能な反応尺度の完成」に至ったのである。さらには、その実施調査のデータ結果を踏まえて、26項目より構成されたWHOQOL26を開発した。（表Ⅳ-2）

　このWHOQOL調査票を用いての調査研究は、すでに日本においても、その開発や導入にも参与してきた中根允文らによれば、一般社会人、大学生、がん患者、介護者等を対象としても実施されており、さらには「ある地域集団の中での特定の対象に関する詳細なQOLデータを収集する」「疫学研究の基本ツールとして」、「疾病によって患者がいかなる分野に最も影響を受けているか、それを考慮した治療方針を決める」といった「医療機関の臨床場面で」、「身体の健康診断に加えて、本調査票

表Ⅳ-2　WHOQOL26

領域	下位項目
身体的領域	日常生活動作、医薬品と医療への依存、活力と疲労、移動能力、痛みと不快、睡眠と休養、仕事の能力
心理的領域	ボディ・イメージ、否定的感情、肯定的感情、自己評価、精神性・宗教・信念、思考・学習・記憶・集中力
社会的関係	人間関係、社会の支え、性的活動
環境領域	金銭関係、自由・安全と治安、健康と社会的ケア：利用のしやすさと質、居住環境、新しい情報・技術の獲得の機会、余暇活動への参加と機会、生活圏の環境、交通手段

を精神の健康度を測る指標の一つとして用いることによって、健康管理のツールとなりうる」ということでの「企業での活用」、「各種援護施設あるいは授産施設にある障害者のQOLは本来極めて重要なテーマである」ことからする「福祉施設での活用」、「近年、若年層のいじめによる自殺、精神疾患などがしばしば注目される。この調査票を定期的に用いることによって、学生・生徒が日々何に対して不満を抱き、一方幸福感を感じているかを知ることができる」ということでの「教育場面での活用」などが期待されている。

注
1 日野原重明、阿部志郎、坂上正道「鼎談・いのちと生活の概念について」日野原重明、阿部志郎監修・伊賀六一、山本俊一、日比野路子、河幹太編著『クオリティ・オブ・ライフのための医療と福祉』小林出版、1994年、16頁
2 日野原重明「医学におけるQOL——医療システムの大変革の中で——」『第25回「医学教育者のためのワークショップ」の記録』、94頁
3 日野原重明「現代医学とQOL」『保健の科学』第37巻第9号、1995年、597頁
4 日野原重明「医療の中のクオリティ・オブ・ライフ（QOL）」『臨床と研究』70巻8号、1993年、1-(15)頁
5 日野原重明、前掲「現代医学とQOL」595頁
6 A.L.ストラウス他著、南裕子監訳『慢性疾患を生きる——ケアとクオリティ・ライフの接点』医学書院、1987年
7 日野原重明、前掲「現代医学とQOL」596頁
8 ピーター・M・フェイヤーズ、デビッド・マッキン著、福原俊一・数馬恵子監訳『QOL評価学——測定、解析、解釈のすべて——』中山書店、2005年
9 萬代隆監修『QOL評価法マニュアル－評価の現状と展望』インターメディカ社、2001年
10 田崎美弥子・中根允文『WHOQOL手引き、改訂版』金子書房、2007年
11 The WHOQOL Group, The World Health Organization Quality of Life Assessment(WHOQOL)：Position Paper From The World Health Organization, *Social Science & Medicine*, Vol.41, No.10, pp.1403-1409, 1995

第Ⅴ章　Health for All と Primary Health Care

1．生活格差と Health for ALL

　今日の健康を生活や社会との関わりで把握し理解するという流れを形成している源流の一つとしてあげられるものに、1978年に当時のソ連邦カザフ共和国のアルマ・アタでWHOとUNICEFの共催で開かれた国際会議があり、そしてそこでは「Health for all by the year 2000（2000年までに全ての人々に健康を）」ということが基本目標として揚げられ、そしてプライマリ・ヘルス・ケアをその目標達成のための鍵であるとの位置づけがされたのである[1]。

　そしてそこでは「健康への前提条件」として以下の諸点が列挙された。

　　戦争の不安がないこと
　　すべての人々への均等な機会
　　基本的ニーズの充足
　　　　食料
　　　　基礎教育
　　　　水と衛生
　　　　相応な住宅
　　　　仕事の確保と社会での有用な役割
　　政治的意思の公共的支持

ここで、このアルマ・アタでの会議が開催された1978年当時の世界各国や地域の健康水準や所得水準、さらには教育水準などを国連の一機関である世界銀行が作成しているデータからみておくとそこでは**表V-1**のようになっていた[2]。

　ここでも示されたように、カンボジアやバングラディッシュあるいはインドネシアなどの東南アジア諸国やアフリカの諸国の多くが含まれていた「低所得国」と、今日のOECD諸国などを中心とした「先進工業国」とでは、1人当たりのGNPでは年間で200ドルと8,070ドルというように40分の1、また成人識字率では38％と99％、そして平均寿命では50歳と74歳と24歳の開き、というように極めて大きな格差がみられたのである。

　1978年に開催されたWHOの会議が、このように大きな格差、とりわけ健康格差の打開や、それも就労や教育や生活環境などと合体したものとしての取り組みを打ち出した背景にはこのような事態が広がっていたからでもあった。

2．プライマリ・ヘルス・ケアの意味と意義

　これらを踏まえて、以下ではプライマリ・ヘルス・ケアの意味と意義についてまずはプライマリ・ヘルス・ケア（Primary Health Care 略称PHC）とは何か、ということに関して、若干の整理や検討から始めることにしたい。それは、このプライマリ・ヘルス・ケアについても、かなり異なる理解や受けとり方や期待が、さまざまな国で、あるいは、異なる立場からなされていたからでもある。

　そしてこれらと合わせて、何故このプライマリ・ヘルス・ケアということが、先進諸国あるいは開発途上国を通して、多くの国々や人々の関心を集めるようになってきたのかということについてもみていくこととしたい。

表V-1　世界諸国のGNP、識字率、平均寿命

1人当たりGNP 1978　　　　　　　　　　　　　　　　　（ドル）	成人識字率 1975　（％）	出生時平均寿命 1978　（歳）
低所得国　　　　　　　　　　　　　　　　　　　　　200	38	50
カンボジア、バングラディッシュ、ブータン、エチオピア、マリ、ネパール、ソマリア、ブルンディ、チャード、モザンビーク、ビルマ、ヒヴォルタ、ベトナム、インド、マラウイ、ルワンダ、スリランカ、ギニア、シエラ・レオーネ、ガイール、ニジェール、ベニン、パキスタン、タンザニア、アフガニスタン、中央アフリカ、マダガスカル、ハイチ、モーリタニア、レソト、ウガンダ、アンゴラ、スーダン、トーゴー、ケニア、セネガル、インドネシア		
中所得国　　　　　　　　　　　　　　　　　　　　1,250	71	61
エジプト、ガーナ、イエメン、カメルーン、リベリア、ホンデュラス、ザンビア、ジンバブエ、タイ、ボリヴィア、フィリピン、アラブ共和国、コンゴー、ナイジェリア、パプア・ニューギニア、エル・サルバドール、モロッコ、ペルー、象牙海岸、ニカラグア、コロンビア、パラグアイ、エクアドル、ドミニカ、グアテマラ、シリア、チュニジア、ヨルダン、マレーシア、ジャマイカ、レバノン、韓国、トルコ、アルジェリア、メキシコ、パナマ、台湾、チリ、南アフリカ、コスタ・リカ、ブラジル、ウルグアイ、アルゼンチン、ポルトガル、ユーゴスラヴィア、トリニダッド・トバコ、ヴェネズエラ、香港、ギリシャ、シンガポール、スペイン、イスラエル		
先進工業国　　　　　　　　　　　　　　　　　　　8,070	99	74
アイルランド、イタリア、ニュージーランド、イギリス、フィンランド、オーストリア、日本、オーストラリア、フランス、オランダ、ベルギー、カナダ、ノルウェー、西ドイツ、アメリカ、デンマーク、スウェーデン、スイス		
資本余剰石油輸出国　　　　　　　　　　　　　　　3,340	50	53
イラク、イラン、リビア、サウディ・アラビア、クウェイト		
中央計画経済国　　　　　　　　　　　　　　　　　1,190	－	70
中国、北朝鮮、アルバニア、キューバ、モンゴル、ルーマニア、ブルガリア、ハンガリー、ポーランド、ソヴィエト連邦、チェコスロヴァキア、東ドイツ		

出典）世界銀行『世界開発報告』第5巻、丸善、1982年、102-103頁

まず、このプライマリ・ヘルス・ケアの類似概念であるプライマリ・ケアとか、プライマリ・メディカル・ケアとの異同ということからみてみると、欧米などの先進諸国では、今日でも一般的にはプライマリ・ケアという言葉が使われることが多く、そしてその意味内容としては、基本的な医療とか、人々の医師との最初の接触とか、医師による第一次医療、初期的医療などという意味で普通用いられているとされている。

たとえば、アルマ・アタ会議開催当時、WHOのヨーロッパ地域事務局長を務めていたカプリオ (Leo A. Kaprio) は、「ヨーロッパにおけるプライマリ・ケアは、メディカル・ケアとして考えられている」[3]としていたし、また、アメリカのデューク大学地域保健部長であったエステス (E.E.Estes, Jr.) は、「アメリカにおけるプライマリ・ケア教育」と題した報告のなかで、以下のように述べていた。

> アメリカでは、プライマリ・ケアは一般にプライマリ・メディカル・ケアのことを指し、病気や予防のために救いを求める人々に対して医師によって与えられる最初のレベルのケアである。それは日常起こる病気とかケガに対してなされるケアのことで、患者が直接医師を訪ねる場合をいい、他の医師の仲介で専門医のケアを受ける場合と対比される[4]。

その際これらの国での、今日のプライマリ・ケアへの関心の高まりの直接的な契機となっているものとしては、報酬や地位の高さともからんで医師の専門分化が過度に進み、日常的に人々の多くが罹患する疾患や健康管理などのニーズとのあいだに、ずれが生じ、拡大してきたということが挙げられよう。

この点について、たとえばアメリカのデューク大学家庭医学部門の教授であったウォーバートン (S.W.Worburton) は次のような指摘を行いっていた。

1960年代は、日常的な医療や通常の問題に対するケアが非常に受けにくくなった時代であった。専門化が進んだため、患者やその家族にとって、頭痛の診断と治療をしてもらうためには、神経科医、眼科医、精神科医、耳鼻咽喉科医など4〜5人の医師の診断を受けることが必要となった[5]。

　これらをふまえて、先にも取りあげた当時同じくデューク大学のエステス（Estes）は、新しい家庭医教育の特色として重視されるべきものということで、「入院治療より外来治療の重視」とか「治療の継続性の重視」等を挙げていた[6]。
　このように、欧米諸国でのプライマリ・ケアというのが、医師中心、治療中心のものとして理解されていたのには、医療の場面での医師の占めている位置や、果たしている役割が圧倒的に優位であり、大きかった、という背景がかかわっていたともいえる。
　とはいえ、これら先進諸国といわれる国々においても、その後の保健医療をめぐるニューズや動きは、新たな取り組みや体制を必要とするさまざまな課題を引き起こしてきていたのであり、そしてそれらへの対応のひとつが、プライマリ・ヘルス・ケアへの期待や関心ともつながったとも考えられるのである。
　たとえば、老人人口の増加や、精神障害の拡大などにつれて、日常生活のなかでの健康管理や、看護やリハビリテーションや福祉などと一体となった医療の必要性は、ますます増大し、重要なものとなってきており、そしてそれらにともなって、医師のみならず、看護婦、保健婦、OT、PT、メディカル・ケースワーカー等が、役割を分担しあい、連携を強める医療体制を確立することの必要性が指摘されるようにもなってきているのである。
　日本におけるプライマリ・ケアの提唱者であり、推進者でもあった元聖路加看護大学学長の日野原重明は、「米国におけるプライマリ・ヘル

ス・ケアー」と題する論文のなかで、これらとの関連で次のように述べていた。

> プライマリー・メディカル・ケアは主として医師が行なう業務内容に限定される場合が比較的多いが、primary health care という場合には、保健婦、栄養士、ソーシャル・ワーカーなどが参与し、医師と一緒になってティームとして行なう公衆衛生的、福祉的医療サービスを意味することが多い。またこれには医学的なこと以外に、看護や心理的、社会的、経済的内容までも含まれることが多い。言い換えると、包括的観点に立った医療システムである[7]。

さらにはまた、慢性疾患の増大などにともなって、従前の治療中心の医療のあり方への反省や批判も強まってきているのであり、これも、プライマリ・ヘルス・ケアへの期待や関心を生む要因ともなっている。この点について先にも紹介した WHO のカプリオは次にように述べていた。

> ヨーロッパ地域の保健問題は、一部だけ治療医学によって解決されているのに過ぎない。プライマリヘルス・ケアにおいて強調される点——予防、保健増進、保健教育、リハビリテーション、社会政策——は、個人の行動パターンや、社会条件、開発に関連する保健に対してもっとシステマティックにアプローチすることである。ヨーロッパの多くの国々にはすでに国民に十分な範囲のプライマリ・メディカル・ケアを与えるという目標には到達している。今日なすべき仕事は、このメディカル・ケアをより広くもっと包括的なヘルス・ケアに転換することである[8]。

3．WHO が提唱しているプライマリ・ヘルス・ケア

これらに対して、開発途上国の多くにおいては、WHO が提唱したプライマリ・ヘルス・ケアの主張が幅広く支持され、受け入れられてきた。

WHO では、「プライマリ・ヘルス・ケアとは欠くことのできない保健活動 (essential health care) である」と明確に規定し、人々が必要とし、欲しているものを基本にすえて、その社会での生活様式や文化をふまえ、人々に受け入れられる方法や技術で、そしてなによりも自助と自決の精神にのっとって、進めていくことの重要性を強く打ち出したのである。

ところで、WHO によってこのプライマリ・ヘルス・ケアという用語が用いられるようになったのは、1975 年に開かれた執行理事会での当時のマーラー (H. Mahler)WHO 本部事務局長の報告のうちにおいてであるといわれているが[9]、今日プライマリ・ヘルス・ヘアという名称で表現されている内容や考えそれ自身は、WHO のなかでもすでにその 10 数年前から胎動していたとも指摘されている[10]。

だが当初の段階においては、WHO のいうプライマリ・ヘルス・ケアとは、開発途上国を対象とした WHO の開発戦略の一つという受け止め方がされていたことが多かったという。しかしそれが、開発途上国のなかでの保健医療問題への取り組みで成果をあげてきた国々や事例の検討を重ねるなかで、基本的ニーズを中心にすえて、その解決をめざす住民自身の立ち上がりがカギであるという理解や認識が次第に明確にされてきたのである。

1975 年に共に刊行された "Alternative Approaches to Meeting Basic Health Needs in Developing Countries" と、"Health by the People" という WHO 発行の 2 つの報告書は、WHO のプライマリ・ヘルス・ケア概念を方向づけた、それらの過程での貴重なとりまとめであったといえよう[11, 12]。

ところでこの WHO のプライマリ・ヘルス・ケアの考え方が先進諸

国をも含めて世界的な規模で関心を集め、広がりをみせるようになったのは、やはり1978年にWHOとUNICEFの共催で開発されたアルマ・アタでのプライマリ・ヘルス・ケアに関する国際会議以降においてであったとされている。そしてこの会議で採択された「アルマ・アタ宣言」は、WHOが推進しているプライマリ・ヘルス・ケアの目標や方法や内容を改めて明確に打ち出したのである[13]。

アルマ・アタ宣言は、全10項から構成されているが、まずその第Ⅱ項においては、「人々の健康状態に関して存在している大きな格差、特に先進国と開発途上国間の格差は、国内のそれと同様、政治的、社会的、経済的に容認できないものであり、それゆえすべての国に共通の関心事である」として、国際間あるいは国内に存在している格差や不平等の解決を中心的な課題としてすえたのである。

そして第Ⅴ項では、「政府、国際機関および世界中の地域社会の今後20年の主要な社会的目標は、西暦2000年までに世界中の人々によって、社会的、経済的に生産的な生活をおくることのできる健康水準を達成することにある。プライマリ・ヘルス・ケアは、開発の一環として社会正義の精神によりこの目標を達成するためのカギである」として、「2000年までにすべての人々に健康を」ということを基本目標としてかかげ、そしてプライマリ・ヘルス・ケアをその目標達成のためのカギであるとして位置づけをしたのである。

ところで、WHOのいうプライマリ・ヘルス・ケアの定義は、アルマ・アタ宣言の中の、とりわけ第Ⅵ項に集約されているといえる。

> プライマリ・ヘルス・ケアとは、自助と自決の精神に則り地域社会または国が、開発の程度に応じて負担可能な費用の範囲内で、地域社会の個人または家族の十分な参加によって、彼らが普遍的に利用できる実用的で科学的に適正で、かつ社会的に受け入れられる手順と技術に基づいた欠くことのできないヘルス・ケアのことである。

プライマリ・ヘルス・ケアは、国家保健システム——このなかでプライマリ・ヘルス・ケアは中心的機能であり、最大の焦点であるが——と地域社会の総合的社会経済開発との両方において必要不可欠の部分を構成している。それは、人々が生活し労働する場所にできるだけ近接してヘルス・ケアを提供する国家保健システムと個人・家族・地域住民とが接触する最初の段階であり、継続的なヘルス・ケア過程の第１段階として位置づけられる。

このように、WHOでは、プライマリ・ヘルス・ケアを欠くことのできない、基本的で、第１次的なケアであると主張していたのであり、そしてそれの実現や達成にあたって強調されている点としては、①「自助と自決の精神に則り」、②「地域社会または国が負担可能な費用の範囲で」、③「地域社会の個人または家族の十分な参加によって」、④「利用でき、受け入れられる手順と技術に基づいて」等というように、なによりも住民の生活様式や行動様式、あるいは価値観や文化を尊重し、重視すべきだ、ということであった。

そしてまた、これらのうちの「参加」に関しては、第Ⅳ項でも、「人々は個人として、また集団として、みずからのヘルス・ケアの企画と実施に参加する権利と義務を有する」と独立させて強調していたように、WHOはプライマリ・ヘルス・ケアの推進にあたって、きわめて重視していたのであった。

4．プライマリ・ヘルス・ケアと日本の今日的課題や役割

それでは近年、都市化がさらにより一層拡大し、また、医療の高度化などが進展してきている日本などでは、このプライマリ・ヘルス・ケアの取

り組みは時代遅れの、現状とは適合しない、もはや無用の過去の遺物となった、といえるのであろうか。本章の結びとして、ここではこれらに係わる点を若干検討しておくことにしたい。

まずは、長野県の山村で、長年地域の医療に取り組んできた色平哲郎（『朝日新聞』2008年9月13日）の「フロントランナー」の頁に登場しての発言に着目してみよう[14]。

> 21世紀半ばに日本の高齢化率は40％を超える。孤独の中で余命と向かい合う人をどうケアするか。医療のあり方が問われています。多くの都市住民が終末期を迎える「多死社会」が遠からず訪れます。命を落とすような病気でも医療の進歩で延命が可能になった。障害を抱え病院通いする人が確実に増える。高度医療への期待を商業的に追求し続ければ、医療費は膨張するばかりです。

そして「長寿と低コストを両立した長野モデルは各地で応用できるのでしょうか」との記者の問に答えて次のように述べている

> それには医療と福祉の壁を取り払ったプライマリー・ヘルス・ケア（PHC）という仕組みが必要です。
> 保健師や介護士と連携して取り組む地域での包括的ケアです。

ところが日本の現状では出生や死亡の場が家族や地域より施設や病院などに移行してきたことに伴って従前は家族や親族、あるいは近隣、さらには助産師や保健師などで担われてきた役割や仕事なども次第に医師を主役とした医療中心のものとなってきている。

また、日本人の死亡の場所も、厚労省の人口動態統計などで見ても、2004年で「病院・診療所」が82.3％、他方「自宅」が12.4％となって、それは1951年当時の「病院・診療所」が11.7％、自宅が82.5％と比

べると、50年余りで丁度逆転し、しかも一貫して「自宅」での死亡割合が減少し続けていることがみてとれる。

　つまりは日本では、昨今では、生も死も医師が主役となって病院の中で「医療」として進められるようになってきているということが示されているのである。

　とはいえ近年の、出産をめぐっての産科医の不足や過労、そして他方での終末期のケアをめぐっての病床の使い方や医療費の増大などを契機として、改めて「助産」や「終末期ケア」のあり方にも関心が集まり、新たな動きも出始めてきている。

　その一つが、出産はその大多数が正常な、健康な、そして自然な事象であり、営みでもあるので、異常時の発生や事態にそなえての医師などとの緊密な連絡や支援体制の必要性はもとより不可欠なものとはいえ、通常は、そして一般的には、日常的で継続的な保健指導や管理とも結びついた助産師を主体とした分業の仕組みの方がよりよいのではないかという提唱である。

　そしてもう一つは終末期、とりわけ医学的治癒は困難となった段階からは、在宅やあるいは看護や介護や福祉を中心とした場や施設で、それぞれの専門職が主役となって、医師は必要に応じて痛み止めや睡眠薬の処方や投与といった脇役的な支援体制に移る方が望ましいといった意見なども出されるようになってきている。

　そしてこれらに加えて、ボランティアや一般の地域の人々が、出産や育児など、あるいは高齢者や障害者などとの交流や支援などにも積極的に参加するという日常生活の場を基盤としたコミュニティづくりの取り組みが多彩に、また多様な形で作られ・広がることが期待されているし、そしてプライマリ・ヘルス・ケアの理念が、それらの基盤となるものとして改めて見直され、位置づけがされることが求められてきているともいえるであろう。

注

1 保健・医療社会学研究会編『プライマリー・ヘルス・ケアの戦略』垣内出版、1981年
2 世界銀行『世界開発報告』第5巻、丸善、1982年
3 L.A. Kaprio, "Primary Health Care in Europe", EURO Report and Studies, 14,1979, p.12.
4 E.H.Jr. Estes, Primary Care Education in the United States, in "Innovative Educational Program for Health Professionals on the Future Health Delivery System," Life Planning Center, 1976, p.3 (吉田文紀・紀伊国献三訳「アメリカにおけるプライマリ・ケアの教育」『神奈川県医師会報』第302号)
5 S.W. Jr. Worburton, Education and Training for Medical Students and Residents in Family Medicine(The Dike Curriculum), in *Education and Training Programs of Family Medicine,* The Life Planning Center, 1981, p.22.
6 E.H.Jr. Estes, *op.cit.*, p.9
7 日野原重明「米国におけるプライマリー・ヘルス・ケア」『保健の科学』第19巻第12号、1977年、799頁
8 L.A. Kaprio, *op.cit.,* p22, (大谷藤郎『21世紀健康への展望』メヂカルフレンド社、1980年、344頁)
9 篠崎英夫「プライマリー（ヘルス）ケア推進におけるWHOの動向」『公衆衛生』第41巻5号、医学書院、1977年、234頁
10 能勢隆之「WHOのいう、Primary HealthCareについて」(『保健の科学』第19巻12号、杏林書院、1977年、792頁)
11 V. Djukanovic & E.P. Mach eds."Alternative Approaches to Meeting Basic Health Needs in Developing Countries", WHO, Geneva, 1975.
12 L.W. Newell ed., "Health by the People", WHO, GENEVA, 1975.
13 「アルマ・アタ宣言」の邦訳は斉藤勲訳による（大谷藤郎『21世紀健康への展望』メヂカルフレンド社、1980年、363-367頁）。
14 色平哲郎「山村からの明日の医療を描く」『朝日新聞』2008年9月13日、61-62頁、2008年

第VI章　Health Promotion と Healthy Cities

1．社会的対応を重視した WHO のヘルス・プロモーション

　前章で取りあげたプライマリ・ヘルス・ケアに続いて、WHO が健康の増進ということを主体的、積極的、社会的な視野や視点から打ち出し、推進しようとしているのがヘルス・プロモーション（Health Promotion）であり、健康都市（Healthy Cities）の取り組みであったといえる。

　そして、それらの端緒となったのが 1986 年 11 月にカナダのオタワ市で、WHO やカナダ政府保健福祉省などの主催で開かれた第 1 回のヘルス・プロモーションに関する国際会議であり、そこではヘルス・プロモーションをまず次のように規定したのである。

　　ヘルス・プロモーションとは、人々が自らの健康をコントロールし、改善することを増大させようとするプロセスである。十全な、身体的、精神的、社会的によい状態に到達するためには、個々人やグループは向上心を自覚し、実現しなければならない。ニーズを満たさなければならない。環境を変え、それと対処しなければならない。それゆえ健康とは、毎日の生活を送る1つの資源なのであって、生きていることの目的ではない。健康というのは身体的能力であると同時に、社会的並びに個人的な資源であることを強調する積極的な概念なのである。それゆえ、ヘルス・プロモーションというのも、健康だけにかかわるのではなく、健康的なライフ・スタイルから、

よりよい状態へとすすむものなのである[1]。

このようにここでは、ヘルス・プロモーションということを、人々が社会的、自然的な環境にダイナミックにかかわれる能力を高めていくプロセスとして明確に打ち出したのである。

そしてこの第1回の会議では「ヘルス・プロモーションに関するオタワ宣言」として、①健康的な公的施策の確立、②支持的な環境づくりの創造、③コミュニティ・アクションの強化、④個人の生活技術の向上、⑤保健サービスの方向転換の5つの柱から成る憲章を取りまとめた。

そして、1988年4月に、オーストラリアで、同国政府とWHOの主催で行なわれた第2回のヘルス・プロモーション国際会議では、そこでの公的施策の重要性ということに改めてスポットが当てられたといえる。

2. ヘルス・プロモーションにおける公平と責任

これらの点については第2回の会議においても、当時のWHO事務総長マーラー自身がその基調講演の中で、「個人の健康の領域において、個々人が直接的にコントロールできるものは、文化や経済や環境の影響と比べると非常に小さなものであるというオタワ憲章での主題を強調したい[2]」と述べ、また事務局が用意した第2回の会議にむけての準備資料のなかにおいても、「健康について、もっぱら個人の責任に焦点をあてるライフ・スタイル・プログラムは、人々はそれらの健康の選択に影響する諸条件をすべてコントロールしているという誤った信念をつくりだした[3]」と記述していたのである。

そして第2回の会議で主題として掲げ、強調されたのは、健康的な公的施策ということであり、またその中でも「公平と責任」(Equity and Accountability)、という論点が中心にすえられたのである。この点につ

いては第2回の会議の総括的な報告書の中で次のようにまとめられている。

　　公平と責任への関心というのが、ヘルス・プロモーションの施策において新たに環境を重要視することの説明なのである。過去20年間の公衆衛生は、個々人の行動を変えることに焦点をあて、情報や教育や個人的技術の開発を通して達成してきた。このアプローチによって達成された成果では、支持的な環境との関連において検討されなければならない。今回の会議は、もしもプログラムや政策というのが、実際にはできないのに、人々は健康的な選択をする、と確信しているとすれば、それは被害を受けている人を非難するという危険があるということに繰り返し光をあてた。
　　政府は民衆に、その健康を脅かす行動に責任をもてという以前に、彼らのために支えとなるような環境を創りだす責任を負うべきなのである。公衆衛生の将来は、すべての人々に入手しうる健康な生活を、構造的、制度的、そして立法的に支える基盤を創りだすことにとりわけ力点をおくということで特徴づけられなければならない[4]。

3．ヘルス・プロモーションへの各部門の協力と参加

　これらと並んで、第2回の会議で強調された点は、健康的な公的施策をすすめるにあたってはたんに保健部局だけではなく、経済や産業、さらには教育や文化といった他の部門も、人々の健康を支え、伸ばしていくうえで大きな係わりをもっており、それらとの連携や協力関係が必要かつ不可欠であるということであった。

　　健康な公的施策というのは、明確な健康への配慮と、すべての分野の政策での公平ということと、健康へ及ぼすものへの責任という

ことで特徴づけられる。健康な公的施策の主たるねらいは、人々をして健康的な生活へと導くことの支えとなる環境を創りだすことにある。それによって人々の健康的な選択というのが可能となり、容易となる。社会的、物理的な環境が健康を高める。健康な公的施策をめざすためには、農業や通商や教育や産業やコミュニケーション等に関与する政府の諸部門も、政策の形式において、健康というのも基本的な要件の1つであるということを考慮に入れることが必要である。これらの諸部門は、それらの政治的な決定の健康へ及ぼす結果ということに責任をもつべきなのである[5]。

そしてこの連携や協力ということは、単に政府部門だけではなく、民間部門との協力、さらには一般の人々の積極的な参加や係わりということが要でもある。この点についてもまとめの報告書の一節では次のように述べられている。

　　健康な公的施策というのは、政府部門と非政府機関と民間のセクターとの協同を通して実現されるものなのである。健康な公的施策というのは、ライフスタイルの選択というのは、そこで人々が住んでいる環境によって強く規定されているということ、そして逆に環境は、個々人や集団全体の決定により形成されるのだということを認識することなのである[6]。

4．環境と個々人、そして個々人と環境

このような「公平と責任」とを中核にすえた公的施策ということを基調としつつ、第2回の会議では各国からの参加者のケース、レポートの報告と討議に2日半をかけ情報と経験の交流がはかられた。それは会議のまとめの報告書によれば、「アデレイド会議は、現実的な経験を基盤

として健康な公的施策を樹立することを意図した[7]」からだとされている。

　各国の参加者からの 40 にも及んだケース・レポートは、高齢者、女性、青少年、食物、薬物、教育、労働、公平と接近の機会（権利）、ケア、という論点別のワーク・ショップと、国、地域、地方、コミュニティ活動というレベル別のワーク・ショップに分かれて掘り下げられた。

　論点として取りあげられたうちの、高齢者、女性、青少年というのは、社会的公平や責任という観点からとりわけ関心が寄せられる必要がある社会階層として、また、食物や薬物、そして、教育、労働、ケアなどは今日の健康的な生活を論じる場合の必要不可欠な要素やポイントとして柱立てがされ、他方、レベルということで挙げられた、国、地方、地域、コミュニティというのは、それぞれの段階や範域での国民や市民たちも含めた当事者が、これまた社会的公平や責任ということを踏まえて活動や決定がなされるべき場として位置づけられ、討議が重ねられたのである。

　このようにみてくると、健康を守り、伸ばしていくにあたっても、一般の人々自身の役割や責任も大きくなってきているが、それと同時に、公的、社会的施策の役割や責任も、少なくなるどころか、その重要性が改めて浮かびあがってきているのだともいえるであろう。そしてさらには、1978 年の WHO のアルマ・アタ宣言でも打ち出されたように、「2000 年までにはすべての人々に健康を」という目標のもとに、社会的な公平と責任ということを中核にすえた、健康的な公的施策を形成し樹立していくことこそが、地球上のすべての構成員に求められている課題でもあるということが、これまた改めてはっきりと示されたものだといえよう。

　このような流れに、社会保障や社会的サービスを重視してきた北欧諸国という舞台設定とが合わさって展開されたのが、1991 年 6 月に、スウェーデンで、WHO や北欧 5 ヶ国政府等の主催で開かれた第 3 回のヘ

ルス・プロモーション国際会議であった。そしてこの回の会議の主題は「支援的な環境づくり」と設定され、またその内容も、保健の会議というよりは、福祉や環境を議論している場かともみられる進行となったのである。

そしてまた、この第3回の会議では、主催者側が意図的に半数近くの参加者を開発途上国から招いたということもあって、環境の問題も教育、食料、住宅、社会的サポートとケア、仕事、交通というように、自然的、社会的、経済的、そして政治的環境まで含めて議論された。

WHOのヘルス・プロモーションに関する国際会議は、さらにこの後、第4回が1997年にインドネシアのジャカルタ、そして第5回が2000年にメキシコのメキシコシティで開催されるなど、それらの取り組みは欧米諸国からアジアや南米の国々へ、そして先進諸国から中進国、さらには開発途上国へと拡がりをみせてきている。

これらの中で、1997年のジャカルタ宣言では、健康に対する社会的責任の促進に重点がおかれ、平等性と社会的公正に基づいたヘルス・インパクト・アセスメント活動が優先的に位置づけられた。

2000年のメキシコの会議にテクニカル・レポートを寄せたノルウェーのミッテルマーク（M.B.Mittelmark）は、ヘルス・インパクト・アセスメントについて、「住民参加型地域健康開発のプロセスによって、住民の思考が個々の病気の問題に注目するより、むしろプログラムや政策に向けられ、地域の健康推進に効果的かどうか、地域の潜在能力を増大し、より健康な社会に向けた地域環境が改善できているかどうかという思考に発展することは明らかである」と述べている。

また、ミッテルマークは、これもWHOが推進している世界各地での健康都市の戦略の中に、このヘルス・インパクト・アセスメントが含まれているとし、住民自身の健康評価に基づく、住民参加型の計画、施策プログラムが肝要だとしている。

5．先進諸国、そして都市化と Healthy City Movement

　前の第Ⅴ章で取りあげた WHO の Primary Health Care の働きかけは、開発途上国や農村地域などでは広く受け入れられ、また強い影響力を及ぼしたが、先進諸国や都市地域などでは、必ずしもそれらの実情や課題と正面からは適合せず、大きなインパクトをもつものとはならなかった。

　そのようななかで、WHO のヨーロッパ事務局に属する国々や、さまざまな都市地域から強い関心が寄せられ、種々の動きが展開してきている取り組みが Healthy City Movement であった。

　WHO のヨーロッパ事務局がまとめているヘルシー・シティに関する小冊子のなかにおいて、"健康都市——ヘルス・プロモーションへの行動戦略"というのは、新しい WHO のイニシャティブであり、それは都市における健康増進に焦点をあてることになろう」と謳われているように、それは都市を基盤とした新たな健康問題解決への取り組みであるといえるのであろう。

　このように、このヘルシー・シティというのは、先進諸国での健康増進を実現させる方策として、WHO が近年ヨーロッパ諸国を中心として展開しているものであり、すでに数多くの地域で熱気に満ちた取り組みが重ねられている動きなのである。

　これらの動向は、「健康都市——WHO の新しい公衆衛生への発議」という論文をまとめているアシュトン（J.Ashton）らによれば、次のように説明されていた。

　都市というのが、新しい公衆衛生を打ち立てるのにもっとも適した中心ではなかろうか」「都市はもっとも下位の行政レベルであることが多いが、さまざまな資源を操作することができ、健康に対して多部局からのアプローチを実現しうる法的な訓令や権限をもっているし、また都市はそこの市民がアイデンティティを示す場であるだけに、近隣意識や、市

民の誇りなどに拍車をかけ、参加を促進する見込みが大きい。

　この健康都市づくりの動きは、1986年4月にリスボンでヨーロッパの21の都市から参加者が集まって第1回の会議がもたれ、1987年6月にデュッセルドルフで50余の都市の各層の代表が参集する会議が開かれ、その後年々の会議を重ねて1990年には、正式な参加都市が30、その他アクティブに活動している都市が300を超え、国内的、国際的なネットワークがつくられだしたということで、今後の健康都市づくりの動向には、先進諸国における健康問題解決の具体的な戦略としても、大きな可能性をもっているものとして注目を集めてきている。
　ちなみに、WHOヨーロッパ事務局のホームページに掲載されている最新の情報によれば、現在、健康都市と取り組んでいる都市や町は、同事務局の範囲内でも1,100を超えているとされている。これに、WHOの他の事務局管内のアメリカやカナダやオーストラリアそして日本や韓国などをはじめとする国々等での活発な活動を加えれば、健康都市への関心や取り組みは、まさに地球的規模にまで拡がりをみせ、さまざまに展開されるようになってきているといえるであろう。
　ここで改めてWHOが提唱している健康都市づくりの特徴について整理しておくと次のようにいうことができよう。
　第1にそれは、上からの、中央政府主義の施策というよりも、住民や市民の力や活動や参加を踏まえた、地方自治体や都市や町が主体となり、主役となった取り組みであり、またそれは保健や土木や環境、さらには教育や文化などをも包含した、「公」「共」「私」を挙げての一大事業なのである。
　第2にそれは、個々の疾病や障害などを除去したり、軽減したりということのみならず、それ以上に住民や市民たちの生活条件の向上をめざした、地域のさまざまな資源の最大限の活用と、持続可能な保全を考慮した、健康を中核に捉えた都市づくりであり、共同社会形成の歩みであ

る、といえるであろう。

6．アメリカの Healthy Communities と健康目標

　このように、ヨーロッパ諸国を中心とした Healthy Cities への取り組みは世界的な関心を集めつつあるが、これらと合わせて注目されてよいのが、中世以来の伝統的な都市基盤のないアメリカやカナダなどでの Healthy Communities としての動きであるといえよう。

　今日のアメリカでは、これまでにみてきた WHO の発議とは異なる流れからの Healthy Communities への関心が高まり、拡がりをみせてきている。それはアメリカの連邦政府が 1991 年に西暦 2000 年までに実現することをめざしたアメリカ国民の健康目標を「健康な国民・2000年、健康増進と疾病予防の国家的諸目標」として取りまとめたのを受けて、州や郡や地方の保健行政当局やアメリカ公衆衛生協会などが立ち上がったものである。このような全米的な目標の達成にあたっては、地域ごとに健康課題の相違や、保健医療の資源やマンパワーなどの差異などを考慮し、地域の実情に応じた「標準モデル」がつくられるのが妥当であるとして、「健康なコミュニティ・2000年標準モデル、2000年の国家的健康目標の実現に向けての地域社会のガイドライン」を作成したことが契機となっているといえる。

　これは、コミュニティの保健医療専門職やリーダーたちに、以下のような内容を通して、それぞれのコミュニティの健康や環境、さらには生活の質的な改善を協同して行なえるように支援しようというものであった。

　① 国家としての目標をコミュニティの行動計画に変換する。
　② コミュニティでの具体的で測定可能な目標を設定する。
　③ 種々の保健活動のコミュニケーションや調整を助長する。
　④ コミュニティのさまざまなグループ間の責任分担の機会を育成す

る。
　この「標準モデル」に対しては、すでに全米各地の保健医療担当者たちから、保健医療部局が指導的役割を発揮し、コミュニティが市民の健康水準を改善する計画を強化するものだとの意見が寄せられているという。
　このような、目標年や目標値を設定しての健康への取り組みは、21世紀に入って新たに2010年を目途とした施策や活動へと展開をみせてきている。

7．WHO神戸センターの開設

　最後に、これまでにみてきたHealthy CityやHealthy Communityなどの取り組みの、日本への影響や展開などについて、いくつかの資料等によって補足しておくこととしたい。
　まずHealthy Cityに関しては、WHO自身が1996年に、「都市化とヘルスケアの提供」を総合テーマとしたその直属の研究施設を、WHO Centre for Health Developmentとして神戸に開設するに至ったことが注目される。
　その経緯や活動内容や構成などは、厚生省大臣官房国際課監修『WHOと地球'96』メヂカルフレンド社、1996年によれば以下のように述べられている。

WHO神戸センター（世界保健機関健康開発総合研究センター）

1）経緯
　WHOでは、主として医学、公衆衛生学の立場から、「全ての人に健康を」という目標を阻害する様々な疾病の対策を推進してきたが、社会・経済・文化といった要因が健康に与える影響も劣ら

ず重要であることが認識されてきた。

　また、WHO が主として対象としてきたのは、途上国の農村をモデルとした保健サービスであったが、途上国においても、主として首都を中心に、都市部への人口集中が激化しており、1990 年には都市人口割合が先進国で 43.1%、途上国で 34.7% となっているが、2025 年には、それぞれ 61.1%、57.1% となると予測されている。しかしながら、多くの途上国においては都市基盤が未整備であり、急速な人口の流入により、事態が一層悪化している場合もある。

　このようなことから、都市化と健康問題を、医学、公衆衛生学のみならず、社会学、行動科学、文化人類学、開発経済学等の幅広い観点から研究し、その成果を主として途上国の全体的な開発対策に反映させることによって解決すべきとする指摘が行なわれるようになった。

　こうしたなか、兵庫県、神戸市及び地元財界が、WHO 直属の研究施設設立を誘致し、1995 年 1 月の大震災にもかかわらず、その意思が揺らぐことなく、その直後に行なわれた WHO 執行理事会において、WHO 神戸センター（正式名称：WHO Centre for Health Development、世界保健機関健康開発総合研究センター）の設立が承認され、同年 8 月 22 日に設立に関する覚書を地元と WHO の間で締結し、1996 年 3 月に仮事務所の開所式が行なわれた。

　とはいえ、この WHO 神戸センターの活動は、国際協力や交流の拠点としての性格が中心ということもあって、日本国内の都市への直接的な関わりや結びつきは、地元の神戸市とのそれを含めて、さほど強いものとはなっていない。

　WHO はこのような直属の研究センターの他に、50 を超える WHO 指定研究協力センターを日本でも開設してきており、とりわけ '90 年以

降は、健康増進や健康都市などの分野と直接的に関連した施設を、順天堂大学医学部公衆衛生学教室や東京医科歯科大学医学部公衆衛生学教室などでスタートさせてきている。

そして2003年には、これらのうちの東京医科歯科大学公衆衛生学教室のセンターが拠点となって、日本も含むWHO西太平洋地域事務局を基盤とした「健康都市連合」(The Alliance for Healthy Cities) が組織され、2008年9月30日現在、日本、韓国、中国、香港、台湾、フィリピン、オーストラリアなど西太平洋地域内の11ヶ国と地域から99都市21団体が加盟するまでに成長してきている。そしてそれらによる国際大会も2004年にはマレーシアのクチン市、2006年は中国の蘇州市、そして第3回目の2008年には日本の市川市と回を重ねてきている。

その活動も各都市の行政機関を中心とした中国、各地の大学などの教育研究機関が主役を担っている韓国など国によって特徴は異なっているが、加盟都市はいずれもコミュニティを基盤として住民参加を目指す、という狙いでは共通しているといえる。

なお、日本での加盟は、2008年現在で25市にとどまっているが、参加している都市は、いずれもが熱心な市長のリーダーシップのもとで疾病や医療というよりは、「健康で安全な都市社会」づくりをメインテーマとして市民への呼びかけや参加を促す方向での取り組みが進められてきている。

8．日本での行政施策としての健康都市

他方、日本での行政施策としての健康都市への取り組みは、1993年より「健康文化と快適な暮らしのまち創造プラン」として厚生省より事業化された。その趣旨や事業概要等では以下のように説明されている。

健康文化と快適な暮らしのまち創造プラン

平成5年度予算額：8000万円

1) 趣旨

　生活大国実現に向け、まちの機能を見直し、こどもから老人まで各々のライフステージにおいて、快適な生活を送れるような「まちづくり」を進めて行く必要がある。

　このため、市町村がそれぞれの地域の特色を生かしたプランを作り、こどもの環境づくり、高齢者が安心してくらせる社会づくり、障害者にやさしいまちづくり、健康文化の理念に基づく環境の整備等、社会・生活環境等の整備を図るために必要な施策を実施する。

2) 事業概要

(1) 市町村が実施する事業

ア．健康文化と快適なくらしの創造事業計画の策定（5000万円）

　　モデル市町村において地域の特性を生かした独創性のある健康文化を創造し、快適な環境のなかで生活を送れるようなまちとするための基本的な計画を策定する。

　　　・補助先：市町村20ヶ所（間接補助）・負担割合：国1/3、県1/3、市町村1/3

イ．健康文化と快適なくらしの創造事業の実施

　　それぞれの市町村が策定した「健康文化と快適なくらしのまち創造事業計画」に基づき、関連する次の計画の事業のなかから優先的に国庫補助を行なう。

　　　健康文化のまちづくり計画
　　　ごみ減量化計画
　　　障害者にやさしいまちづくり計画
　　　ボランティア振興計画

>   老人保健福祉計画
>   こどもの環境づくり計画
>   ウ．健康ライフ形成促進事業費（3000万円）
>   （目的）
>   健康的な生活習慣を確立するため、具体的手法を広く一般地域住民に普及し、その実践を促すことを目的とする。
>   （事業内容）
>   市町村の中核施設である市町村保健センターの機能を生かし、いわゆる成人病予防群を対象に、健康運動指導士、栄養士、保健婦等を関与させ、健康的な日常生活を確立するため、実技を含む総合的な指導のプログラムを一定期間（2ヶ月程度）実施する。

　以上にみられるように、日本においての健康都市の施策は、その発足時より「健康文化の理念に基づく環境の整備等、社会・生活環境等の整備を図る」というようにハード面に重点がおかれ、さらには、1997（平成9）年からは「健康保養地づくり」等も健康文化都市の事業に含めて実施されることとなったため、さらにその意図や目標等は拡散されたものとなってしまい、1997（平成9）年を最後として、合計126の市町村が指定を受けたところで補助事業としては打ち切りということとなった。

　その後は、この間に補助を受けたもののうちの約半数が参加している「健康文化都市協議会」の活動に引き継がれているが、他の地域や活動への拡がりをもつようなものとなっていない。

9．Healthy Community と「健康日本 21」

　以上にみてきたような健康都市づくりの顛末と入れ替わるような形で日本で登場することとなったのが、一定の期間ごとに具体的な数値目標を定めて取り組むという、アメリカでの Healthy Community の動向に触発されて、2000 年より厚生省の肝入りでスタートすることとなった「21 世紀における国民健康づくりの運動（健康日本 21）」の取り組みであったといえよう。

　2000 年(平成 12)年 3 月に厚生省保健医療局長名で各都道府県知事、政令市長、特別区長宛に出された文書ではそれは次のように説明されている。

> 　我が国の平均寿命は、戦後、国民の生活環境が改善し、医学が進歩したことによって、急速に延伸したため、我が国はいまや世界有数の長寿国になっている。しかし、人口の急速な高齢化とともに、生活習慣病及びこれに起因して痴呆、寝たきり等の要介護状態等になる者の増加等は深刻な社会問題となっている。
> 　このような人口の高齢化及び疾病構造の変化を勘案すれば、21 世の我が国を、すべての国民が健やかで心豊かに生活できる活力ある社会とするためには、現在の疾病対策の中心である疾病の早期発見や治療に留まることなく、生活習慣を改善して健康を増進し、生活習慣病等の発病を予防する「一次予防」に重点を置いた対策を強力に推進して、壮年期死亡の減少及び痴呆若しくは寝たきりにならない状態で生活できる期間（以下「健康寿命」という。）の延伸等を図っていくことが極めて重要である。
> 　厚生省では、昭和 53 年からの第 1 次国民健康づくり対策及び昭和 63 年からの第 2 次国民健康づくり対策の一環として、老人健康

> 診査体制の確立、市町村保健センター等の整備、健康運動指導士の養成等の国民の健康づくりのための基盤整備等を推進してきた。今回、これらの健康づくり運動の実践や国内外における公衆衛生活動の成果を踏まえ、21世紀における我が国の健康寿命の延伸等のための計画づくりについて検討するため、平成10年11月、公衆衛生審議会の了承を得て、多数の有識者や専門家からなる「健康日本21企画検討会」及び「健康日本21計画策定検討会」を設置し、約1年半にわたって精力的に検討を進めてきたところである。
>
> 今般、その成果が別添の「健康日本21企画検討会・計画策定検討会報告書」としてまとめられた。厚生省では、これを踏まえ、平成12年3月31日付厚生省発健医第115号事務次官通知「21世紀における国民健康づくり運動（健康日本21）の推進について」に示されたように、第3次の国民健康づくり対策として、下記のとおり、がん、心臓病、脳卒中、糖尿病等の生活習慣病やその原因となる生活習慣の改善等に関する課題を選定し、それらの課題について2010年までを目途とした目標等を提示する「21世紀における国民健康づくり運動（健康日本21）」を定めるとともに、行政のみならず、広く国民の健康づくりを支援する民間団体等の積極的な参加協力を得ながら、国民が主体的に取り組める健康づくり運動を総合的に推進していく」こととした。

このように、「健康日本21」の取り組みは平均寿命世界一を達成した日本が、さらに健康で長生きするという「健康寿命」を延ばすことを目指しての活動ではあるが、そこでの重点は、「それらの妨げとなる疾病や障害の発生や罹患を予防する」ということに置かれ、さらには個々人でライフスタイルを変えるとか、健康管理や学習やさらには運動や休養や食生活の改善などに努めるというのが基本に据えられたものとなって

いる。

　そして厚生労働省は「『健康日本21』の法制化をめざしたのも」としての「健康増進法」を2002年7月26日に成立させた。

　さらに厚生労働省は、「健康日本21」を「個人の主体的な健康づくりとその支援を国民的な運動として推進するため都道府県は各地域の特性に応じた目標を、市町村はその目標実現のための具体的な取り組みを中心とする計画を住民参加のもとに策定するよう呼びかけている。都道府県は2002年末で全ての策定を完了、また市町村については、300を超える市町村で策定済みとなっている。住民に最も近い市町村の計画の策定とその推進を図る非常に重要な時期にきていると思う」(山本嘉彦厚生労働省・生活習慣病対策室長補佐「健康日本21と健康増進法」『ウェルネス・ムーブメント』2003年、新年号)としている。とはいえ、肝心の市町村での計画の策定状況は、2003年度末でも全体の10分の1程度にとどまって増えていない。

　これは、日本での「健康日本21」の施策が、あまりにも、中央主導、専門職主導となりすぎていて、地方自治体の独自性や地域住民の参加などが充分なものとはなっていないこと、またその健康への取り組みが依然として「病気や症状や異常」の発見や軽減や治療などに置かれていて、生命力や生活能力や人生の質を伸ばし、高めるという健康づくりには向かっていないこと、などと深く関わっているともいえるであろう。

　日本においても、人々の生活に根ざし、その向上、人々のつながりの強化を目指した、真の健康都市や健康コミュニティの取り組みが待たれ、期待される。

注
1　World Health Organization, Health and Welfare, Canada, Canadian Public Health Association, Ottawa Charter for Health Promotion, 1986.
2　Halfdan Mabler, Keynote Address, in Report on the Adelaide Conference ——Healthy Public Policy——, World Health Organization

& Commonwealth Department of Community Services and Health, Australia, 1988. p.10
3 Healthy Public Policy ——Issues and Option——, A Conference Working Paper, Prepared by the WHO Secretariate, March 1998. p.7
4 World Health Organization, Commonwealth Department of Community Services and Health –Australia, Report on the Adelaide Conference, p.22, 1988
5 Healthy Public Policy——Strategies for Action——, World Health Organization & Commonwealth Department of Community Services and Health −Australia, 1988, p.2
6 Outline of Summary Report, The Secretariat of the Adelaide Conference, 1988. p.2
7 Report on the Adelaide Conference, *op.cit.* p.5

第Ⅶ章　障害と健康

1．医学、看護学と社会福祉学での障害の概念

　「障害と健康」というテーマは、「障害と疾病」とか、「障害と福祉」などという課題設定や議論などと比べると、これまではあまり正面からは取り上げられたり、論じられることは多くなかった。

　それが2001年に、WHOが、従前の「機能障害、能力障害、社会的不利の国際分類、疾病の諸帰結の分類マニュアル」(International Classification of Impairments, Disabilities and Handicaps: A Manual of Classification Relating to the Consequences of Disease =ICIDH) 1980年を、「生活機能・障害および健康の国際分類 (International Classification of Functioning, Disability and Health =ICF)」と改めて刊行したことなどを契機として、新たに着目され、注目されるようになってきている。

　本章ではこれらの点を、これまでに論じてきた「社会的健康」や「生活モデル」などとの関連を中心として整理し、明らかにしていくこととしたい。

　まずは「障害」という用語の意味内容や使われ方などを、第Ⅰ章での「健康」でと同じように、係わりが多いと考えられる、医学や看護学、あるいは社会福祉学の辞典などからみていくこととしたい。

　初めに医学領域の辞典から取り上げてみると、現在市販され、一般にも閲覧が容易な医学辞典は10社近くから刊行されているが、それらの

うちの、『医学大辞典』南山堂、1954年1月10日、1版1刷、2000年5月10日、18版3刷では「障害」に関する項目や記載は全くなく[1]、また、『最新医学大辞典』医歯薬出版1987年6月15日、第1版第1刷、2005年4月1日、第3版第1刷では、障害＝疾患、とされ、その他、「障害者基本法」「障害者職業センター」「障害者手帳」「障害者福祉」などの項目は採用されているが、そこでは関係する法律による障害者の定義や行政施策だけが説明されるという内容となっている[2]。

この他の、伊藤正男・井村裕夫・高久史麿総編集『医学大辞典』医学書院、2003年3月1日、第1版第1刷、においても、「障害」の項目はないが、ここでは「障害学」が独立して立てられ次のように説明されている[3]。

　　　　障害学〔scientific study of disablement〕　リハビリテーション医学の中核として、障害（機能障害、能力障害、社会的不利、体験としての障害）の本態、障害と原因疾患の関連性、および障害者のもつポジティブな面である健常機能・適応能力・有利な社会的条件などを研究する学問。わが国で独自に上田が提唱した。関連して障害の診断学および予後学もリハビリテーション医学の重要な構成要素としている。

そしてまた、この医学書院版のものでは、「障害者」「障害者基本法」「障害受容」「障害等級」「障害年金」等々が、それぞれ独立項目として採りあげられ、説明されている。

これら日本の医学関係者による「医学辞典」に対して、第Ⅰ章の「健康」に関しても紹介した、アメリカで刊行されている"Medical Dictionary"を日本語訳で刊行している『ステッドマン医学大辞典』メジカルビュー社、1981年3月20日、第1版、2002年2月20日、第5版、では「disability 障害」は、単独項目で以下のように述べられている[4]。

①WHO の Impairments, Disabilities and Handicaps の国際分類によれば、人として正常と考えられる範囲での活動を行なうことが制限されている、またはできないこと。この言葉は各個人の機能的行動や活動の障害の結果を表す。したがって disability は個人のレベルでの障害を意味する。②1つ以上の器官あるいは組織体の一部の障害あるいは欠損。

次には、医療関連職種ということで医学と関わりが強いとされる看護の領域での「障害」の説明を、『看護学大辞典』メヂカルフレンド社、1979年4月1日、第1版、2005年2月20日、第5版、を採りあげてみておくこととしたい[5]。

　　障害〔impairment, disability, handicap〕　疾患が「生活上の困難、不自由、不利益」をもたらした場合にそれを障害と呼ぶ。したがって疾患がなくなって（欠陥治癒）障害が残る場合だけでなく、疾患と障害が共存している場合（慢性関節リウマチ、進行性ジストロフィー、その他進行性疾患など）も少なくない。障害は1次的障害である「機能・形態障害」(生物学的レベル)、2次的障害である「能力障害」(個人のレベル)、3次的障害である「社会的不利」(社会的レベル)の3つの階層でとらえられる。この他に患者・障害者本人の心の中にある障害（「体験としての障害」、心理的レベル）をも重視すべきである。

これらに対し、社会福祉の領域からの「障害」の取り上げ方を、秋元美世・藤村正之・大島巌・森本佳樹・芝野松次郎、山縣文治編『現代社会福祉辞典』有斐閣、2003年11月10日、初版からみてみると、ここでも「障害」そのものは独立項目ではないが、「障害の概念」や「障害構造論」などの項目で、以下のような説明がされている[6]。

障害の概念 concept of disablement（disability） 「障害の概念」には二つの意義がある。第一に実践的な意義としては、疾病や変調とは区別して障害の概念をたてることにより、社会生活上の困難およびそれに対する援助の重要性を示したことである。疾病や変調に対する医学的治療では回復できない場合でも、その人の障害という側面に着目すれば、機会均等化やリハビリテーションを推進することによって、社会生活上の困難を軽減し、社会参加を促進することは可能である。さらには、慢性疾患のように医学的治療が長期化する場合には、治療と並行して障害を軽減するための援助が必要であり有効であるといえよう。（中略）

また国際障害分類の提起以降、障害の概念も単一でなく、いくつかの次元から構成される概念と考えられている。さらに社会生活上の困難は、たんに個人の機能や構造の問題によって発生するのではなく、環境要因との相互作用によって発生するという捉え方が強調されている。こうした障害を構造的に捉える「障害構造論」は、より多面的なアプローチの重要性を指摘し、障害の概念の実践的な意義を高めるものとえいよう。

第二の「障害の概念」の意義は、社会学的な意義である。障害は、医学的な診断によって科学的に認定されうると考えがちであるが、その範囲や程度は、社会的・文化的・経済的要因によって大きく変動する。例えば各国の障害者統計は、人口の1%以下から20%まで大きく分散し、年次推移も変動している。調査方法の違いなどによる要因も大きいが、どういう状態を障害と捉えるかは、各国の障害をもつ人をとりまく社会的・文化的・経済的要因が影響を与えているのである。

障害構造論 障害をいくつかの次元に分けて構造的に理解する理論のこと、1980年に国際分類試案が発表されてから、議論が盛ん

になり、障害の構造的解明が進んだ。障害構造論にはいくつかのモデルがあるが、身体機能や構造などの身体レベル、能力や活動といった個人の生活レベル、社会参加などの社会生活レベル、といった三つのレベルに分け、個人と環境の相互作用で障害を捉える理論が多い。（中略）わが国で開発・提唱された理論としては、主観的レベルを構造要素に加えた上田敏のモデルがある。

ここで以上にみてきた、医学、看護学、そして社会福祉学の辞典での「障害」の扱いや説明について検討し、整理しておくこととしたい。

まずは医学辞典、とりわけ日本の医学関係者が編著者となって刊行されている辞典では、「障害」関連の項目は全く取り扱われていないとか、医学、医療での疾病や傷病との異同や、あるいは診断や治療などとの係わりについての記述もなされていなかった。

比較的に近年になって発刊されたり、改訂されたりしたものにおいては、障害の法的規定や施策に関する記述は半数ほどの医学辞典で登場するようになるが、それらにおいても医学や医療の視点や対応と、社会学や法的施策などとの関連や関係などには言及されていない。

これらに対して、アメリカで編集され、その日本語版が刊行されている「医学辞典」では「disability 障害」という項目で、機能が損なわれ、行動や活動が「制限」されている状態という視点からの記述がなされている。

他方での、看護学や社会福祉学関係の辞典では、1980 年の WHO「障害分類」などが刊行されて以降、「障害」にも、Impairment, Disability, Handicap など、それぞれに異なる把握の仕方や概念化などがあることについての説明はなされているが、それぞれがどのような視点や基準からどのように異なり、また相互に関連し合っているのか等についての明確な説明が不足しており、さらには WHO が 2001 年に打ち出した新しい障害の捉え方としての「生活機能分類」には言及していない。これらの

点については次節で改めて取り上げ、検討をしていくこととしたい。

2.「国際障害分類」から「国際生活機能分類」へ

このような、種々に異なる、あるいは混乱していた障害に対しての理解や概念を、整理をして、また相互の位置づけや関連を示したのが、WHO が 1980 年に公刊した「国際障害分類」(ICIDH = International Classification of Impairments, Disabilities, and Handicaps: A Manual of Classification Relating to the Consequences of Disease) であるといえる。それは障害を Impairment, Disability, Handicap に区別し、それぞれを各々次のように説明している[7]。

  Impairment　機能障害（形態異常を含む）　機能障害とは心理的、生理的、解剖的な構造又は機能のなんらかの喪失又は異常である。
  Disability　能力低下　能力低下とはある活動を人間にとって正常と考えられるやり方又は範囲において行う能力の（機能障害の結果起こった）なんらかの制限または欠除である。
  Handicap　社会的不利　社会的不利とは機能障害あるいは能力低下の結果としてその個人に生じた不利益であって、その個人にとって（年齢、性、社会、文化的諸因子からみて）正常な役割を果たすことを制限あるいは妨げるものである。

そしてこの WHO の「国際障害分類」においては、これらの障害の3つの異なる区分けや分類は、相互に独立したものであると同時に、それらは「疾病→機能障害（形態異常を含む）→能力低下→社会的不利」といった「病気に関連した諸現象の基礎にある系列」を示すものであるとしている[8]。

またこれらを踏まえて、「このような区分をすることが問題に対応して適切な政策を発展することを容易にし、医療サービスやリハビリテー

ション活動や社会福祉などがそれぞれどのような貢献をなし得るかを明確にすることができる」としているのである[9]。

以上にみてきたように、1980年にWHOによって取りまとめられた「国際障害分類」は、それまではあまり明確ではなかったり、混同していた種々の分類や規程や視点などを、区別し、整理し、さらに相互に関連づけを行い、医学やリハビリテーションや社会福祉などの取り組むべき課題を明確なものとしたということで大きな役割を果たしたといえる。

とはいえ、この「国際障害分類」は、そこでの「疾病の諸帰結にかかわる三つの概念、すなわち機能障害、能力低下、社会的不利の全ては正常基準からのずれを問題としている[9]」という記述からもみられるように、障害を「疾病の諸帰結」として、また障害を「正常基準からのずれ」として捉え、扱っているということで問題や課題を残すものであった。

それでは、その20年後の2001年に、その改訂版として発表された「国際生活機能分類」(ICF = International Classification of Functioning, Disability and Health) は、従前の「国際障害分類」と比べると、どこが、どのように改められたものなのであろうか。

それは、疾病の帰結として障害を捉えたり、位置づけるというのではなしにより包括的で、中立的な生活機能という概念や見方を中核に捉えて、その機能的、構造的統合性や活動や参加といった肯定的側面とも連動し、関わりをもつものとして、機能障害（構造障害を含む）、活動制限、参加制約を否定側面として取りあげたり、整理するということで視点や接近の転換や変化がみられたといえる。

まずは、2001年の「国際生活機能分類」で用いられている中核的な概念や用語、そして全体としての骨格や枠組みを紹介しておくと、それは以下のようになっている[10]。

生活機能（functioning）とは、心身機能・身体構造、活動と参加の包括的用語であり、これは（ある健康状態にある）個人とその人の背景因子（環境因子と個人因子）との相互作用のうちの肯定的な側面を表すものである。

　障害（disability）とは、機能障害（構造障害を含む）、活動制限、参加制約の包括用語であり、これは（ある健康状態にある）個人とその人の背景因子（環境因子と個人因子）との相互作用のうちの否定的な側面を表すものである。

　心身機能（body functions）とは、身体系の生理的機能であり、心理的機能を含む。「身体」（body）とは人間の生体全体についてのことであり、脳も含む。したがって精神的（または心理的）機能は心身機能に含まれる。これらの機能の標準は、人間についての統計学的な正常範囲と考えられる。

　身体構造（body structures）とは、身体系に沿って分類される器官、肢体とその構造部分などの、身体の解剖学的な部分である。これらの構造の標準は人間についての統計学的な正常範囲と考えられる。

　機能障害（構造障害を含む）（impairment）とは、身体の構造や生理機能（精神機能を含む）における喪失や異常のことなどである。ここでいう異常とは、確立された統計学的な正常範囲からの有意差を指すもの（すなわち測定された標準正常範囲内での集団の平均からの偏差）という意味に限定して使われており、この意味でのみ使われるべきである。

　活動（activity）とは、課題や行為の個人による遂行のことである。それは生活機能の個人的な観点を表す。

　活動制限（activity limitation）とは、個人が活動を行うときに生じる難しさのことである。活動制限とは、今問題としている健康状態にはない一般の人が、その活動を行う際に期待される方法や程度

と比較しての差異であり、それは質的・量的な面、また軽度から重度までわたる。

参加（participation）とは、生活・人生場面への関わりのことである。それは生活機能の社会的な観点を表す。

参加制約（participation restrictions）とは、個人が何らかの生活・人生場面に関わるときに経験する難しさのことである。参加制約が存在するかどうかは、ある人の参加状態と、その文化や社会において障害のない人に期待される参加状態とを比較することによって決定される。

背景因子（contextual factors）とは、個人の生活・人生に関する背景全体を構成する因子のことであり、特にICFにおいて分類されるときの健康状況の背景を表す。背景因子には環境因子と個人因子という2つの構成要素がある。

環境因子（environmental factors）とは、ICFの構成要素であり、個人の生活・人生の背景を形作る外的あるいは外在的な世界のあらゆる側面を指し、そういうものとして、個人の生活機能に影響を及ぼす。環境因子は物的世界とその特徴、人が作った物的世界、さまざまな関係や役割、態度、価値観を有する他の人々、社会制度とサービス・政策・規則法律を含んでいる。

個人因子（personal factors）とは、年齢、性別、社会的状況、人生体験などの、個人に関係した背景因子である。背景因子は現在のICFでは分類されていないが、利用者はICFの適用に際してこれを組み込むことができる。

このようなICFでの用語の解説の他、1980年版のICIDHとの関連では次のような説明や注記を行っている。

「今回の改定過程においては、handicap（社会的不利）の用語は用いないこととし、disability（能力障害）の語は身体、個人、社会の3つ全ての

観点を表す、障害の包括的用語として使われるように変わった[11]」。

「『参加制約』は、ICDH1980年版では『能力障害（disability）』であった[12]」。

「『参加制約』はICIDH 1980年版では『社会的不利（handicap）』であった[13]」。

上記のような基本的な用語の説明を踏まえ、ICFでその全体的な枠組みや構造を**表Ⅶ-1**、**図Ⅶ-1**[14]のように体系づけている。

これらからも注目される点は、生活機能や障害を理解するうえで、心身機能・身体構造と並ぶ位置づけで活動・参加が扱われていること、お

表Ⅶ-1　ICFの概観

	第1部：生活機能と障害		第2部：背景因子	
構成要素	心身機能・身体構造	活動・参加	環境因子	個人因子
領域	心身機能・身体構造	生活・人生領域（課題、行為）	生活機能と障害への外的影響	生活内能と障害への内的影響
構成概念	心身機能の変化（生理的）身体構造の変化（解剖学的）	能力　標準的環境における課題の遂行　実行状況　現在の環境における課題の遂行	物理環境や社会的環境、人々の社会的な態度による環境の特徴がもつ促進的あるいは阻害的な影響力	個人的な特徴の影響力
肯定的側面	機能的・構造的総合性	活動　参加	促進因子	非該当
	生活機能			
否定的側面	機能障害（構造障害を含む）	活動制限　参加制約	阻害因子	非該当
	障害			

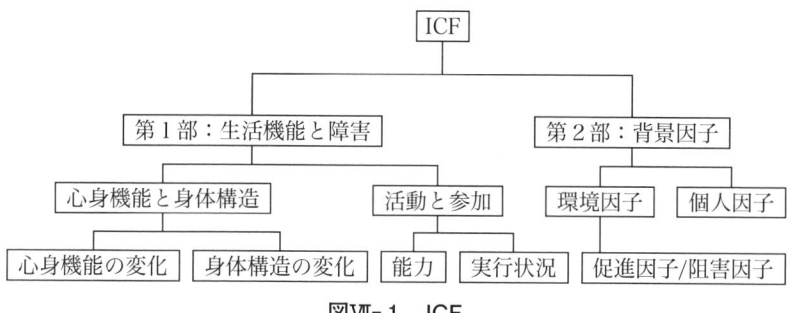

図Ⅶ-1　ICF

```
                        ICF
          ┌──────────────┴──────────────┐
    第1部：生活機能と障害            第2部：背景因子
    ┌─────┴─────┐            ┌─────┴─────┐
心身機能と身体構造  活動と参加    環境因子   個人因子
  ┌────┴────┐   ┌──┴──┐       │
心身機能の変化 身体構造の変化 能力 実行状況  促進因子/阻害因子
```

よびそれらとかかわる環境因子の「影響力を重視しているということであろう。

　また、障害を生活機能の一環として、そして一側面として扱うということで「障害をある種の連続的な状態として相対化する視点を提示している[15]」(星加良治)ともいえるであろう。

　これらの具体的な展開は、とりわけ「活動と参加／活動制限と参加制

表Ⅶ-2　活動と参加の一括表

	領域	評価点	
		実行状況	能力
d1	学習と知識の応用		
d2	一般的な課題と要求		
d3	コミュニケーション		
d4	運動・移動		
d5	セルフケア		
d6	家庭生活		
d7	対人関係		
d8	主要な生活領域		
d9	コミュニティライフ・社会生活・市民生活		

約」の領域で有効なものとなるであろう[16]。(表Ⅶ-2参照)なおそこでの評価点として取り上げられている「実行状況」と「能力」に関しては次のように説明されている[17]。

「実行状況（performance）の評価点とは、個人が現在の環境のもとで行っている活動／参加を表すものである。」

「能力（capacity）の評価点とは、ある課題や行為を遂行する個人の能力を表すものである。」

以上にもみてきたように、ICFでは「健康」という概念や用語については改めて明確に説明したり、規定はしていない。とはいえInternational Classification of Functioning, Disability and Healthというタイトルが示しているように、より包括的なFunctioning（生活機能）の一側面としてのDisability（障害、制限、制約）と対置するものとして、より肯定的、積極的に、標準以上の側面を把握し、追求していく旗印として用いられているといえるであろう。

3．「国際生活機能分類」と日本での動向

このようなWHOのICF（国際生活機能分類）は、日本においても、とりわけ障害者団体や障害をもつ当事者などからは大きな期待が寄せられ、また評価されるものとして受け入れられている。

例えば、日本障害者協議会の河端静子会長は「障害」の定義や認定方法の改訂に係わらせて次のような意見を提出している[18]。

現行の「障害」の定義や認定方法は、いわゆる医学モデルを基調としたもので、さまざまな歪みが生じています。ICF（国際生活機能分類）に基づいて、生活機能や環境要因を含めたより総合的な「障害」の定義や認定方法とすべきです」。またその補足説明として同じく日本障害者協議会の「障害の定義・認定ワーキンググループ」

は、「現行の障害認定では、ある部位の欠損や「永続的」機能障害といった、極めて狭義で、制限列挙的な制度であるために、必要とする障害者福祉を利用できないでいます。社会参加を加味してICFといった世界的な障害概念を見ても、対象者が極めて少なく、狭義は日本の障害認定制度、福祉制度の改革は急務となっています[19]。

としている。

また本人自身も全盲という障害をもっている社会学者の星加良司も次のような評価を行っている[20]。

　第一に、「環境因子」が明確に位置づけられて、人間と環境との相互作用モデルとして「生活機能」が理解されていることである。このことによって、健康状態という個人的なpersonal領域に関する概念枠組みであることに伴う制約はあるものの、ディスアビリティを関係論的に把握する道が開かれていると言えよう。第二に、上記のことと関連して、各次元・要素の間に双方向的な影響関係が想定されていることである。これは、ICIDHにおいて障害の三つの次元が単線的な因果的関連において捉えられていたのとは対照的な理解であり、概念図式としては「社会モデル」的な理解を一定程度取り込んだものであると言える。第三に、すべての人の健康状態に関する包括的な概念化を行ったことによってその中で障害という現象を相対的なものとして把握することが可能になっていることである。障害という否定的な状態にのみ特化した概念枠組みではなく、一方では加齢といった普遍的な現象についての記述を含むとともに、他方では肯定的・中立的な「健康状態」一般へと射程を拡張した概念枠組みを準備することによって、障害をある種の連続的な状態として相対化する視点を提示していると見ることができる。

同時に星加は、その著作の『障害とは何か——ディスアビリティの社会理論に向けて——』において、「少なくとも３つの点で、本書はICFの認識と立場を異にする」と述べ、それを次のように指摘している[21]。

　　第一に、ICFにおいて、ディスアビリティの生成過程における「社会的価値」の関与や、ある社会的状態に否定性を付与する際の基準点そのものの社会的構築といった点に焦点が当てられていないのに対して、本書ではこれらをディスアビリティの生成メカニズムの重要な要素として把握している。
　　第二に、ICFがICIDHを引き継いでインペアメントを純粋に生理学的・解剖学的に定義しているのに対して、本書はインペアメントもまた文化的・社会的に産出されるものであることを主張している。
　　第三に、ICFにおいてディスアビリティが内的過程を経て産出され、増幅されていく次元が、まったく看過されているのに対して、本書はその点を重視する。

これらの星加の指摘は、いずれもが「障害」の認識や定義や判断の基準や標準ともかかわる文化的・社会的産出や個人の内面的過程に関しての重要なポイントを衝くものとなっている。

この他、ICFの開発や日本語版の作成にも関わった佐藤久夫・小沢温は、その後の『障害者福祉の世界』という著作の中で、「1980年版から2001年の変化の中に、医療モデルから医療・社会統合モデルへ、人間と環境との相互作用モデルへのこの20年間の障害観の発展が読みとれる[22]」としたうえで、「国際生活機能分類は環境の導入などで満足していてはいけない。心身機能・構造および活動の次元はリハビリテーション・アプローチの対象であり、環境はノーマライゼーション・アプローチの対象であり、これに加えて「主体・主観」という独立した次元・要素を位置づけてエンパワーメント・アプローチの対象とすべきで

はなかろうか。これは1980年代から上田敏が障害の第4の次元として提案してきた『体験としての障害』（障害をもった自分にたいするマイナス評価）でもある[23]」との見解を表明している。

また、佐藤久夫は、その後日本で2005年に成立し、2006年度から施行された「障害者自立支援法」について、その「あるべき姿」ということで次のような意見を述べている。

　障害者自立支援法の目的条文（第一条）で「最終目標」を共生社会の実現とする点に異論の余地はない。しかし「直接目標」を「その有する能力及び適性に応じ、自立した日常生活又は社会生活を営むことができる」としそのための支援を『法目的』とする点は疑問である。
　筆者は、国内外の障害者施策・障害者福祉の到達点をふまえると、「直接目標」は社会参加とし、そのための福祉のサービス提供を「法目的」とすべきと考える。これはICFの枠組みで考えると整理しやすい。補装具や自立訓練などによる日常生活動作の自立は『活動』の改善であり、目標自体ではなく「参加」という目標のための手段の一つである。就労移行支援などは労働能力を高める「活動」の改善（手段）と企業の受け入れ態勢の整備という「環境」の改善（手段）をセットで進めて「参加」（目標）を実現しようとする。なお補聴器や自立支援医療などは「心身機能・身体構造」や「健康状態」の改善であり、これも「参加」のための手段である。居宅介護は「活動」の「能力」の不足を「環境」サービスで補い、その「実行状況」を改善して地域生活への「参加」（目標）を可能にする。このように社会参加を目標とすると「障害者社会参加支援法」へと改称される。「更生」から「更生と生活の安定」、「自立と社会参加」を経て「社会参加」に到達することであり、障害者権利条約への適合である。「自立」は「目標」から「手段の一つ」に役割を限定す

ることになる[24]。

このように佐藤は、「社会参加」や「共生社会」の実現を目標とし、指標としての社会福祉の取り組みや施策が基本であることを力説している。

注
1 『医学大辞典』(18版3刷) 南山堂、2000年
2 『最新医学大辞典』(第3版第1刷)、医歯薬出版、2005年
3 伊藤正男・井村裕夫・高久史麿編『医学大辞典』(第1版第1刷)、医学書院、2003年
4 『ステッドマン医学大辞典』(第5版第1刷)、メジカルビュー社、2002年
5 『看護学大辞典』(第5版第5刷)、メジカルフレンド社、2005年
6 秋元美世・藤村正之・大島巌・森本佳樹・芝野松次郎・山縣文治編『現代社会福祉辞典』(初版第1刷)、有斐閣、2003年
7 厚生省大臣官房統計情報部編「WHO 国際障害分類試案（仮訳）」厚生統計協会、1984年、39-41頁
8 同前、「WHO 国際障害分類試算」、8頁
9 同前、45頁
10 障害者福祉研究会編『ICF　国際生活機能分類——国際障害分類改訂版』中央法規出版、2002年、204-206頁
11 前掲　「ICF 国際生活機能分類」、203頁
12 同前　206頁
13 同前　10頁
14 同前　207頁
15 星加良司『障害とは何か——ディスアビリティの社会理論に向けて——』生活書院、2007年、250頁
16 前掲　「ICF 国際生活機能分類」、13頁
17 同前　「ICF 国際生活機能分類」、13-14頁
18 日本障害者協議会政策委員会・障害の定義認定ワーキンググループ編「『谷間の障害』を生み出す医療モデル（疾患・機能障害主義）を終了し、支援ニーズに基づく障害施策の確立を」日本障害者協議会、2005年、77頁
19 同前　「支援ニーズに基づく障害施策」78頁
20 前掲、星加『障害とは何か』、249-250頁
21 前掲、星加『障害とは何か』、251頁
22 佐藤久夫・小沢温「障害者福祉の世界」。(第3版)、有斐閣、2006年、17頁
23 同前、佐藤・小澤「障害者福祉の世界」18頁
24 佐藤久夫「障害者自立支援法のあるべき姿を描く」、『社会福祉研究』No.101、2008年、1-2頁

第Ⅷ章　健康・保健と日本国憲法、行政、法制度

1．国民の権利と国家の責務

　本章では、日本において、健康や保健ということが、社会の状況の中で、あるいは社会制度全体の中で、どのような位置を占め、役割を果たしてきているのかについて検討していくこととしたい。

　まずはそれを、法的規定の上から、現行の日本国憲法よりみてみると、その第25条には以下のような条文がある。

　「第25条　すべて国民は、健康で文化的な最低限度の生活を営む権利を有する。

　国は、すべての生活部面について、社会福祉、社会保障及び公衆衛生の向上及び増進に努めなければならない。」

　この条文からすると、健康ということは国民の権利として明確に挙げられているが、それに対しての国（家）の責務となると、社会福祉、社会保障、公衆衛生ということで、保健や医療などは文言としては登場してこない。

　ところで、この現行の日本国憲法は、その制度が日本の第2次世界大戦敗戦後の翌1946年という連合国による占領下ということもあって、その作成過程にも、条文などの内容にもアメリカを中心とした戦勝国側の原案や草案なども用意されていたとされている。

　そこで、ここでこの憲法第25条に関しての英文表記をみておくとすると、それは以下のように表現されていた。

" Article 25. All people shall have the right to maintain the minimum standards of wholesome and cultured living.

In all spheres of life, the State shall use its endeavors for the promotion and extension of social welfare and security, and of public health."

そこでみられるように、「健康で文化的な最低限度の生活」の部分の「健康」は "health" ではなく "wholesome" が、そして「社会福祉、社会保障及び公衆衛生の向上及び増進」の箇所の「公衆衛生」は "hygiene" ではなく "health、とりわけ public health" という用語が使われていることが目につく。

そこでまず、wholesome の意味内容を手許の英和辞書で調べてみると、「健康［衛生］によい、体によい運動［食べもの］、健康そうな、健全な、ためになる」(研究社)、「健康に良い、健全な、有益な」(三省堂) と説明されていて、心身の、というよりは全体的な、そして病気でない、とか、具合が悪いところがないというよりは、良い、とか、健全な、といった積極的な面を持っている用語であることが分かる。

他方、hygiene (衛生) と health (保健) とを比べてみてみると、アメリカでの医学辞典の日本語版である『ステッドマン医学大辞典』第5版[1] での説明では、hygiene は「健康および安寧を増進する清潔状態、特に個人に関するもの」とされているのに対し、health は「個人あるいはグループが生活のあらゆる局面で対処する能力が最適である動的な均衡状態」というように、よりよく生きることに関わっての動的な状態」と述べられている。

また英米などでは、public health とは公共のとか公的な健康や保健に向けての取り組みや施策という意味あいや使われ方が多く、日本での個人や環境の清潔や保全とか伝染病や感染症対策といったことを中心としたものとして受け取られることが多い衛生や公衆衛生とでは、かなり異なったものとなっている。

ちなみに日本でも、この新憲法の表現から半世紀を経た 2007 年になって、東京大学大学院医学系研究科に新しく設けられることになった専門職大学院の名称が「公衆衛生」ではなく「公共健康医学」（英文表記は School of Public Health）となったこともここで付記しておきたい[2]。

これらを踏まえて、この日本国憲法、とりわけそこでの国民の権利や国の社会的使命などに関しての条文の作成や成立などの経緯をさかのぼって検討してみると、そこには連合国側、とりわけアメリカ総司令部側の意向や力が大きく働いていたことが浮かび上がってくる。

具体的には、高柳賢三・大友一郎・田中英夫らが指摘しているように、「『言論、宗教および思想の自由並びに基本的人権の尊重は、確立せられるべし』ということは、ポツダム宣言の掲げる要求の一つの大きな眼目であった[3]」とされ、それは、日本側とも幾多の折衝の結果、新憲法の条文としても、「国民の権利および義務」の「総則」として、「第 11 条　国民は、すべての基本的人権の享有を妨げられない。この憲法が国民に保障する基本的人権は、侵すことのできない永久の権利として、現在及び将来の国民に与へられる」として盛り込まれることとなった。

そしてまた、「この憲法によって日本国民に与えられ、保障される基本的人権は、人類の多年にわたる自由獲得の努力の成果である。これらの権利は、時と経験のるつぼのなかでその永続性について苛烈な試練を受け、それに耐え残ったもの」であって、「この憲法が宣明した自由、権利および機会は、国民の絶え間ない警戒によって、保持されるものである」こと、そしてまた、「これらの自由、権利および機会は、国民の側に、これに対応する義務、すなわち、その濫用を防止し、常に共同の福祉のために用いる義務を生ぜしめる」ということも強調されたのである[4]。

そしてこれらは、日本政府とのやりとりや議論を経て、憲法の条文としては、「第 13 条　すべて国民は、個人として尊重される。生命、自由及び幸福追求に対する国民の権利については、公共の福祉に反しない

限り、立法その他の国政の上で、最大の尊重を必要とする」と表現されたのである。

ちなみに、最終的には「公共の福祉」(public welfare) という用語で結着した表現については、「この条文の第2次試案には、『共同の福祉』(common welfare) という文言があり、総司令部案では、それが『共同の善』(common good) という表現になり、また他の条文においては、以下にみるように、『公共の福祉』(public welfare)、『一般福祉』(general welfare)、『公共の利益』(public good) という文言も用いられているのであるが、日本政府に提示されてから、この条文をはじめとしてすべて『公共の福祉』という文言にされたのである」という経緯も伝えられている[5]。

他方、社会的権利および経済的権利に関しての「国の社会的使命」ということでは、「社会の福祉の実現に関する規定を憲法に入れることは、近来のヨーロッパ諸国の憲法に広く認められるところであり、国家が国民の福祉に対して責任を負うという観念を新しく日本において一般に行きわたらせるためには、これを憲法の上に掲げることが特に必要であるという主張がなされた」が、議論の末、総司令部のホイットニー局長の「憲法には、社会立法について詳細にわたって規定すべきでないが、社会福祉のための立法がなされるべきであるとする一般的な規定を設けるのがよい」との意見も出され、結局は先にも紹介した第25条の後段の「国は、すべての生活部面について、社会福祉、社会保障及び公衆衛生の向上及び増進に努めなければならない」という条文にまとめられたのである。

なお、この第25条の前段の「すべて国民は、健康で文化的な最低限度の生活を営む権利を有する」という規定は、「衆議院の審議の段階で」「新しく第一項として加えられることに」なったという経緯は、特記として、留意されてよいことといえるであろう[6]。

2．健康、保健と生存権、健康権

　ところで、この日本国憲法での「基本的人権」(第11条)や「健康で文化的な最低限度の生活を営む権利」(第25条)などをめぐっては、後に就労や解雇、あるいは生活保護水準や最低生活問題などでの争いや裁判などを通して、かなり具体的に議論がされたり、理解されるようになってきたが、それらは思想や宗教の自由、あるいは生存権や医療費の保障などが中心となって、健康や健康権、さらにはより良い、より一層の健康などに関しての国の役割や責任などをめぐっては、あまりとりあげられたり、深められたりはされていないということが課題として残されているといえるであろう[7,8]。

　国京則幸も、『社会保障・社会福祉大辞典』の一項目の「患者と健康保障」の結びとして「医療保障から健康保障」ということで次のように述べている[9]。

　　いま、改めて「健康」とは何かについても考えてみる必要がある。病気やけがをしないことが健康なのか、あるいは健康にはもっと他の要素があるのか、さらに、健康であることにどういう意味があるのか、といったことについて深く考える機会は実に乏しい。これを考える一つの手がかりは、1948年のWHO憲章にある。ここでは「健康」を「完全な肉体的、精神的及び社会的福祉（well-being）の状態であり、単に疾病または病弱（infirmity）の存在しないことではない」と定義している。健康を、単に、生物学的・肉体的な意味だけでとらえるのではなく、このようにもっと多面的に、精神的そして社会的な側面まで含めてとらえるとき、私たちの周りに存在する新しい問題を発見し、さらに、問題に対する異なる対処法を考えることができるようになる。健康保障は今日、このように多角的な評価を踏まえて実現されなければならないのであろう。

ここでも言及されているように、より良好な状態としての健康や基本的権利としての健康を明確に打ち出したのが、ちょうど日本国憲法が制定された同じ年の1946年に採択され、1948年には国連加盟の116国の批准を終了して発効したWHO（世界保健機構）の憲章であった。

そこでWHOは今日では文言としては日本でもよく知られている「健康とは、完全な身体的、精神的及び社会的良好な状態」の一文に続けて、以下のような健康に関しての人々の権利や国家の責任ということを明確に打ち出しているのである。「到達しうる最高基準の健康を享受することは、人権、宗教、政治的信条、経済的又は社会的条件の如何にかかわらず、すべての人々が有する基本的権利の一つである。」(The enjoyment of the highest attainable standard of health is one of the fundamental rights of every human being without distinction of race, religion, political belief, economic or social condition.)

「各国政府は自国民の健康に関して責任を有し、この責任は十分な保健的及び社会的措置を執ることによってのみ果たすことができる。」(Governments have a responsibility for the health of their people which can be fulfilled only by the provision of adequate health and social measures.)

そしてWHOは、すでに本書の第Ⅴ章や第Ⅵ章で取り上げてきたように、このような「健康状態を獲得するための方策」を、Health For All (by the Year 2000 (1978)) および Primary Health Care (1978)、さらには Health Promotion (1986) や Healthy Cities (1986) などとして推進してきているのである。

また、積極的、主体的、社会的健康に関してのWHOを中心とした国際的な取り組みの動向や成果に関しては、これも本書の第Ⅳ章で取りあげたWHO・QOLや第Ⅶ章でも記述したWHOの生活機能分類 (Functioning, Disability and Health) などでもみてきたように、より具体的、実際的、実践的なものとして展開してきているといえるであろう。

3．健康、保健と制度の歴史的展開

次には、日本の行政や法制度の場面において、健康や保健ということがどのような位置づけで扱われてきたのかということを、行政組織や関連する法規の、名称の変化に着目をしてみていくこととしたい。

日本では、明治の開国にあたっては、当時の急務であり、課題とされた伝染病対策や外科手術などを進めるために、西洋医学を全面的に導入することとなり、関連する行政の仕組みも、欧米の衛生行政や医事・医務、医療行政を取り入れることとなった。

具体的には1872（明治5）年に、まずは文部省内に医務課が設置され、それを翌年には医務局に昇格させ、そして1874（明治7）年には、日本におけるこれらの分野の枠組みや位置づけを明確に定めた「医制公布」が発せられた。そしてさらに、明治8年には、医事衛生行政を医学教育と分離して内務省に移管して第7局（翌年には衛生局に名称変更）とするという医学教育と衛生行政の二本立ての体制が定められた。そしてこの国の制度に倣い、地方の（都）府県には衛生部、さらに市町村には衛生課や係や窓口を置くという体制が次第に整備されていったのである。

とはいえ、日本の衛生行政の沿革を略述した（財）厚生統計協会刊の『国民衛生の動向』でも記されている[11]ように、明治初頭や中期の「この時期における衛生行政の最大の課題は伝染病対策であり、地方衛生行政が警察行政に組入れられる一方、各種の環境衛生に関する法規も整備されていった」のであった。

そして、明治後期から大正期、昭和初期にかけては、「急性伝染病に対する施策が成果を上げた後、結核、性病などの慢性伝染病や、精神障害に対して種々の法規の制定と施策が実施された。また、地域に密着した保健指導の必要性も次第に強調されてきた」。

かくして「このような情勢から、昭和12年に（旧）保健所法が制定され、翌13年に厚生省が設置されるなど、行政組織の体制強化が図ら

れた。」

　とはいえ、「しかしながら、当時の衛生行政には健民健兵の思想が強く反映しており、必ずしも国民の福祉の向上を第一としたものでなかった[12]」((財)厚生統計協会、1993年、12頁)とこれらをまとめた厚生省関係の執筆者も述べているように、内務省からの厚生省の分離独立にあたっては、異なる別の大きな流れや力が作用したのであった。

　それは、強力で精鋭な軍隊を作るには国民の体位や体力の向上が不可欠だとした軍部からの「衛生行政」拡充の要請、そして、生活問題や社会問題の拡大や労働運動や農民運動などの激化を抑える社会政策としての「民生行政」の整備などへの期待などであった。

　このようにして新に設置されることになった省の名称も、当時の内務省衛生局長であった狭門茂の回想では、「衛生というと何だか消極的なように思えるので、やはり保健省にしようと相談を持ちかけた」ということなどもあったとされるが、後にとりまとめられた『厚生省五十年史』の記述では次のように総括されている[13]。

　「省の名称については、当初、衛生省、社会保健省、社会省等の諸案があり、結局『保健社会省』に落ち着いたわけであるが、枢密院においては、当時の国内情勢に照らし、『社会』という文字を不適当とする委員、他省なみの二字にまとめたほうがよいとする委員、『保健』の語句が保険と混同されやすいという委員等異論が続出し、協議の結果『厚生』を適当と認め、これを政府に勧告するに至った。」(『厚生省五十年史』編集委員会、1988年、387頁)

　かくのごとくして、健康や保健ということが、日本の行政組織や法制度の名称や中味にまで登場し、広がりをみせるに至るまでには、第2次世界大戦の敗戦後、そしてまたそれも高度経済成長の爛熟や、負の拡大や、停滞や後退が始まった1980年以降の時期まで待たなければならなかったのである。

4．健康、保健と法制度

　この日本において、健康や保健ということが、法律の名称や内容として、正面から掲げられ、採り挙げられた最初のものとしては、1982(昭和57)年に制定された老人保健法であるといわれている。

　この老人保健法は、同法が制定された10年前の1973年に、老人福祉法の一部改定を通して実施された、従前の老人医療費のうちの3割の自己負担分を公費で支給するという、いわゆる「老人医療費の無料化」の施策が、医療費とりわけ高齢者の医療費の急激な増大をもたらしたこと、合わせて、これも同法制定の10年前に発生した中近東戦争により生じた石油の禁輸や高騰に伴っての経済成長の終焉や景気の後退による国家財政の赤字や危機が深刻なものとなってきたこと、などへの対策として構想され、打ち出されたものであった。

　そして同法により「老人医療費の無料化」の打ち切りを行うと共に、「医療等以外の保健事業」を区分けをして位置づけ、一本の柱として掲げたのである。

　この間の事情を、当時厚生省の地域保健課長を務めていた大谷藤郎は、後に刊行された『厚生省五十年史』に、次のような回想文を寄せている。

　「このプロジェクトは、昭和四十年代後半の老人医療費支給制度の創設によって老人医療費総額が年々増大し、国保に対する国からの繰り入れの増加とあいまって、国庫負担が膨大なものとなってきたので、その構造的要因を抜本的に解決する方法を模索しようとしたものであった。考え方としては、老人医療を別建てとして抜き出し、その赤字部分に対する財源を考えるというものであった。」「議論の途中で、治療費の手当てを考えるだけでなく、予防としてのヘルス事業の導入を出したところが、意外に賛成される方が多く、」「老人医療システムの中にヘルス事業を組み入れることが具体的に検討されたのは、このときが初めてであった[14]。」(『厚生省五十年史』、1988年に1910頁)

そして、このようなヘルス事業、保健事業の具体的な項目としては、健康手帳の交付、健康教育、健康相談、健康診査、機能訓練、訪問指導などが採り上げられて実施に移された。とはいえ、これらの名称や名前としては保健や健康を付けた事業も、それらの具体的な中味や内容ということでは、病気や医療に関してのものとなり、とりわけ予算的にもこれらの事業のうちの大半を占めた健康診査が、次第に地元医師会などに委託されて、疾病や症状や異常などの「早期発見」や「早期治療」に傾斜して、本来の課題や目的であった日常の健康管理や行動変容や生活指導などとは結びついていない進め方が一般的となり、結果的にはむしろ医療需要を増大させ、医療費を増加させる要因ともなっていることが指摘されるようになってきている。

これらと比べると、保健や健康ということがその本来の発想や内容の強化や拡大と結びついて展開されているのが精神の分野であるといわれている。

それは具体的には1987(昭和62)年の精神保健法の成立となって現れた。この法律はその37年前の1950(昭和25)年に制定された精神衛生法の改定として登場したものであり、衛生法では「精神障害者は専ら医療及び保護の対象、精神病院への収容を通しての社会防衛や治安対策に重点」が置かれてきたのに対して、保健法では「入院治療中心の医療体制から地域におけるケアを中心とする体制へ、精神医療における人権の確保、社会復帰の促進、国民一般の精神的健康の保持増進」というように、医療からケア、人権や社会復帰などが前面に掲げられるようになってきている。

そしてこの精神保健法は、その8年後の1995(平成7)年には、精神保健及び精神障害者福祉に関する法律、とさらに改められ、福祉施策の充実や結びつきをより強化するものとされてきているのである。

これらの他にも、1987(昭和62)年の医療法の改正を通じて、「概ね人口30万人程度の日常生活圏としての第2次医療圏を単位として作成す

る」地域保健医療計画が盛り込まれるようになったり、1990(平成2)年の老人保健法の改正を機に「老人保健福祉計画」の策定が全市区町村に義務づけられたり、さらには同じく1990年の社会福祉事業法の一部改正では、在宅福祉事業を第二種の社会福祉事業として明確化し、第3条の2が新に置かれ「医療、保健その他関連施策との有機的連携を図り」という項目が加えられたというように、保健ということが、医療や福祉と用語の上では並んで使われるようにはなってきている。

その後の、健康や保健を冠したり、正面に掲げた法律は、1994(平成6)年の、地域保健対策の強化ということで旧保健所法を改めた地域保健法の成立、2002(平成14)年の、従前の栄養改善法を廃止して、国民健康づくり運動を盛り込んだ健康増進法の制定、2005(平成17)年の、健全な食生活を実践できる人づくりを目標とした食育基本法などが続々と増える様相を示している。

5．健康、保健と行政制度

今度は行政組織の方の変化に眼を転じると、こちらでも1984(昭和59)年に行われた、厚生省医務局、公衆衛生局、環境衛生局の、いわゆる「厚生省衛生3局」が、健康政策局、保健医療局、生活衛生局に組織改革されたことが目につく。これはまさに、明治7年の「医政公布」、そして昭和13年の「厚生省創設」以降続いてきた組織の大変革ともいえるものであった。

最後の医務局長と最初の健康政策局長を務めた吉崎正義は、後に『厚生省五十年史』で次のような一文を寄せている[15]。

「健康政策局は、まずまずというより非常によかった、大きな名前を付けたじゃないかという冷やかしもありましたが、沢鴻先生もほめてくださいましたし、英語にしてもヘルスポリシーでぴったりですし、世間でも健康という言葉を使うことが増えてきていると感じています。」(『厚

生省五十年史』1988年、1912頁）

　また、これに先立って2年前の1982(昭和57)年には、当時の厚生省公衆衛生局に老人保健部が設置され、それが1988(昭和63)年には老人保健福祉部となって厚生省大臣官房に移り、そしてさらに1992(平成4)年には老人保健福祉局という独立の局と昇格するようになってきている。

　これらの中央省庁での変化は、地方の行政組織にも大きな変動をもたらしている。それを日本公衆衛生協会刊の『衛生行政大要・改定第20版』(2004年)からみてみると次のように記されている。

　「昭和40年代半ばから各都道府県の衛生担当部局内に公害問題を担当する課等が設置されるようになり、名称を環境保健部等へ変更するところが多く出てきた。さらに、近年では、衛生行政と福祉行政との一体化という観点から保健福祉部（福祉保健部）や健康福祉部といった名称も目立つようになってきている[16]。」

　以上、健康や保健ということを、法律や行政組織との関連でみてきた。それらを検討したところ、1980年代以降になって急速に衛生から保健がとって代わるようになったり、保健が医療や福祉と並ぶ3本柱の1つといわれたりするようになったり、3者の連携の重要性が主張されるようになってきたりしているとはいえ、事業の予算面などからみてみると、医療や介護、あるいは年金や生活保護などと対比すると、一桁も二桁も違うマイナーな、弱体な存在にとどまっているということが改めて浮かび上がってきている。これからは、より主体的、積極的、前進的な理念や内容も含めての強化や拡大が望まれ、必要とされているといえるであろう。

注
1 ステッドマン医学大辞典編集委員会編『ステッドマン医学大辞典』第5版、メジカルビュー社、2002年

2 松田亮三「公衆衛生」事典刊行委員会『社会保障・社会福祉大辞典』旬報社、2004年、286頁
3 髙柳賢三・大友一郎・田中英夫『日本国憲法制定の過程Ⅱ、部解説——連合国司令部側の記録による——』有斐閣、1972年、146頁
4 同前、髙柳・大友・田中『日本国憲法制定の過程Ⅱ』 150-152頁
5 同前　153頁
6 同前　175頁
7 唄孝一「『健康権』についての一試論」『公衆衛生』37-1、医学書院、1973年
8 下山瑛二『健康権と国の法的責任』岩波書店、1979年
9 国京則幸「患者と健康保障」、前掲『社会保障・社会福祉大事典』
10 宮腰由紀子・野々村典子・後閑容子「WHOが提示する健康の概念と方策」、後閑容子・蝦名美智子・大西和子『健康科学概論』第3版、ヌーヴェルヒロカワ、2003年、9-13頁
11 (財)厚生統計協会編『国民衛生の動向・2005年』52-9、(財)厚生統計協会、2005年、13頁
12 (財)厚生統計協会編『国民衛生の動向・1993年』
13 厚生省五十年史編集委員会編『厚生省五十年史』中央法規出版、1988年、387頁
14 同前　『厚生省五十年史』、1910頁
15 同前 1912頁
16 (財)日本公衆衛生協会編『衛生行政大章』改訂第20版、(財)日本公衆衛生協会、2004年

第IX章　健康水準・状態の把握とその変化

1．健康状態・水準把握の基本としての「人口」データ

　第Ⅰ章でみてきた健康の考え方や受け止め方、さらには健康概念や健康観等の変化や現状などに関しての議論や動向を踏まえて、次には、健康状態や健康水準、あるいはその変化や課題などを、より具体的、現実的、実際的に捉え、理解し、考察していくにあたって、そのデータや資料となるものを、まずは既存の調査や届出等からの統計などの検討から進めてみることとしたい。

　そのさい、健康状態や水準等のデータや資料といっても、1つにはそれが個々人についてのものなのか、あるいは、学校、事業所、市区町村、都道府県、国、といった集団や社会レベルに関してなのか、またいまひとつには、それが、日常の、平常な健康状態に関してのものなのか、あるいは、異状時や病気の状態に関してのものなのかでも、異なったり、分かれてくる。

　以下ではそれらを念頭におきながら、日本でのそれらと関わる基本となる資料や調査などを紹介し、検討していくこととしたい。

　健康や疾病などの状態を理解し、把握するにあたっても、出生や死亡などの「人口」に関するデータは、土台となる資料といえるであろう。これらについては出生届や死亡届などをもとに作成される人口動態統計、あるいは5年毎に全国民について世帯を通して実施され、まとめられてきている国勢調査などがある。

これらにより、ある時期や各調査年ごとの出生数（率）や死亡数（率）、さらには死亡原因や乳児死亡率、五十年生存率、平均寿命（0歳児平均余命）等々の健康状態や水準を把握するうえでの基本ともなるデータが得られる。

表Ⅸ-1　平均寿命の年次推移（厚生労働省簡易生命表）

（単位：年）

和暦	男	女	男女差
昭和22	50.06	53.96	3.9
25-27	59.57	62.97	3.4
30	63.6	67.75	4.15
35	65.32	70.19	4.87
40	67.74	72.92	5.18
45	69.31	74.66	5.35
50	71.73	76.89	5.16
55	73.35	78.76	5.41
60	74.78	80.48	5.7
平成2	75.92	81.9	5.98
7	76.38	82.85	6.47
12	77.72	84.6	6.88
13	78.07	84.93	6.86
14	78.32	85.23	6.91
15	78.36	85.33	6.97
16	78.64	85.59	6.95
17	78.56	85.52	6.96
18	79	85.81	6.81

注　1）平成12年まで及び平成17年は完全生命表による。
　　2）昭和45年以前は、沖縄県を除く値である。

また、これら人口に関してのデータは、日本では1872(明治5)年の戸籍法や1921(大正11)年の人口動態調査会令、あるいは1920(大正9)年からの国勢調査などから始められているので、過去に遡っての把握も可能である。

これらにもとづいて、この100年余りの日本人の平均寿命の推移を概観してみると、第2次世界大戦終了前や直後の時点では、40歳台から50歳台にとどまっていたものが、1950年頃より男性、女性とも急速に伸び始め、1960年には女性が70歳を越え、男性も1971年にはそれを越えていることが分かる。その後の伸びは若干緩やかになってきているが、2005年では男性が78.53歳、女性が85.49歳に達している。
(表Ⅸ-1)

乳児死亡率や新生児死亡率ということでは、いずれも1920年頃をピークとして急速に低下し、第2次大戦後もさらに減少を続け、今日ではその「限界」に近いところまで到達してきているともされている。
(図Ⅸ-1)

次には死因別死亡割合の経年変化ということでは、第2次世界大戦終了後の、また20世紀半ばの1950年頃の時点で、それまでの結核や感染症が大幅に減少し、脳卒中や心疾患やがんなどがそれらにとって代

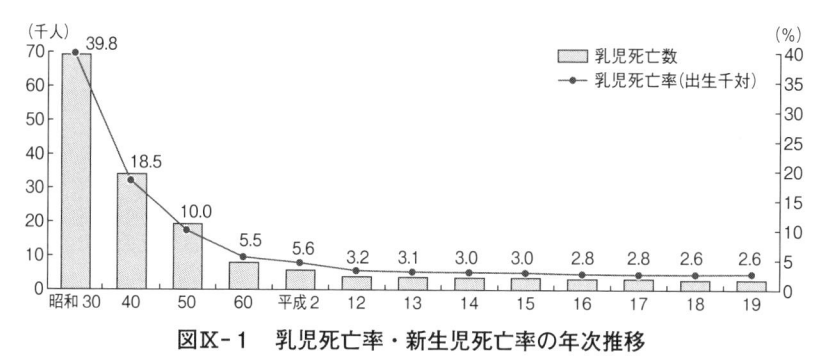

図Ⅸ-1　乳児死亡率・新生児死亡率の年次推移

注) 乳児死亡とは、生後1年未満の死亡をいう。
出典) 厚生労働省「人口動態統計」

わって上位を占めるようになるという大きな転換がみられる。(図Ⅸ-2、図Ⅸ-3)

　なお、この死亡原因を年齢別にみてみると2004年の時点では、50歳以上の層で、悪性新生物（がん）、心疾患、脳血管疾患が1、2、3位を占めているが、20歳代や30歳代では自殺や不慮の事故（その約3分の1は交通事故）が上位を占めており、また、自殺は40歳代以上の層を含めて「欧米の先進諸国と比較しても突出して高い水準にある」とも指摘されており、今後はこれらに対する取り組みが重要な課題となってきている。(表Ⅸ-2)

　そしてまた、これら出生や死亡に関する数字は開発途上国なども含めて、それぞれでまずは信頼できるデータが作成され、国連やOECD（経済協力開発機構）などを通して集められ、刊行もされているので、国際比較や動向などもみることができる。

　日本人の平均寿命を他の国々と比べてみると、2005年の時点では男

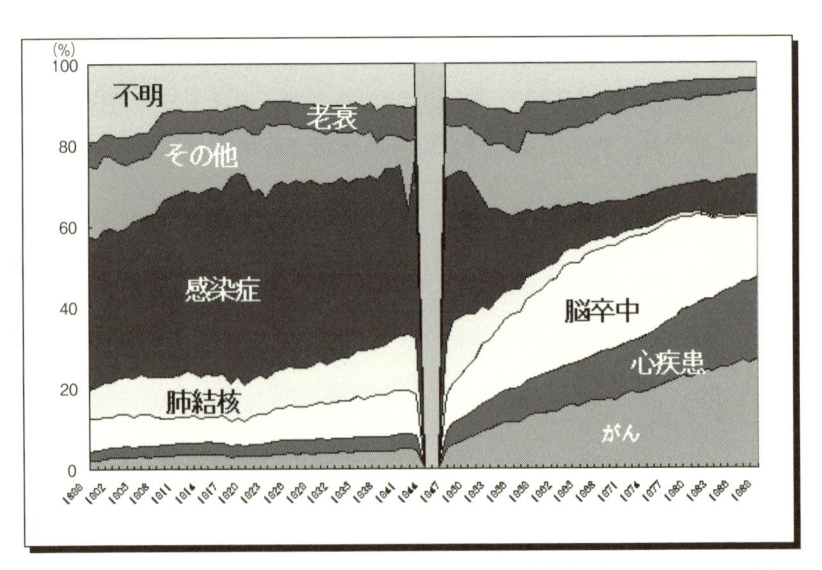

図Ⅸ-2　我が国における死因別死亡割合の経年変化（1889～1998年）

出典）厚生省「人口動態統計」

性では総人口29万人というアイスランドにわずかに劣るが、女性は第2位と大きな差をつけ、男女計では"日本人の寿命は世界一長い"という結果となっている。(**図Ⅸ-4**)

ところで、日本が以前から最長寿国であったのかというとそうではなく、図Ⅸ-4でみられるようにいまから40年少し前の1965年当時では、欧米諸国と比べるとむしろ短い方であったことが分かる。そしてまた、同じく図Ⅸ-4から日本が最長寿国となったのは男女ともに1985年前後であったことがみてとれる。

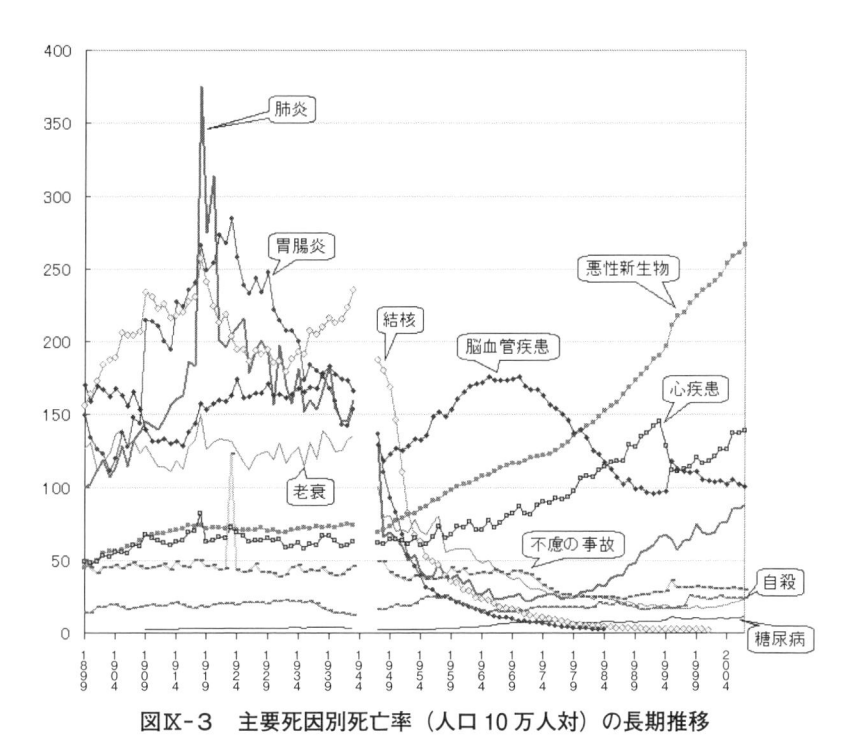

図Ⅸ-3 主要死因別死亡率（人口10万人対）の長期推移

注) 1994年の心疾患の減少は、新しい死亡診断書（死体検案書）(1995年1月1日施行) における「死亡の原因欄には、疾患の終末期の症状としての心不全、呼吸不全等は書かないでください。」という注意書きの事前周知の影響によるものと考えられる。2007年（データ末尾年）は概数。
出典) 厚生労働省「人口動態統計」

表IX-2　年齢別死亡原因

年齢	第1位	第2位	第3位	第4位	第5位
総数	悪性新生物	心疾患	脳血管疾患	肺炎	不慮の事故
0歳	先天奇形,変形および染色体異常	周産期に特異的な呼吸障害等	乳児突然死症候群	胎児および新生児の出血性障害	不慮の事故
1～4	不慮の事故	先天奇形,変形および染色体異常	悪性新生物	肺炎	心疾患
5～9	不慮の事故	悪性新生物	その他の新生物	先天奇形,変形および染色体異常	{心疾患 肺炎}
10～14	不慮の事故	悪性新生物	自殺	心疾患	先天奇形,変形および染色体異常
15～19	不慮の事故	自殺	悪性新生物	心疾患	先天奇形,変形および染色体異常
20～24	自殺	不慮の事故	悪性新生物	心疾患	脳血管疾患
25～29	自殺	不慮の事故	悪性新生物	心疾患	脳血管疾患
30～34	自殺	悪性新生物	不慮の事故	心疾患	脳血管疾患
35～39	自殺	悪性新生物	不慮の事故	心疾患	脳血管疾患
40～44	悪性新生物	自殺	心疾患	脳血管疾患	不慮の事故
45～49	悪性新生物	自殺	心疾患	脳血管疾患	不慮の事故
50～54	悪性新生物	心疾患	自殺	脳血管疾患	不慮の事故
55～59	悪性新生物	心疾患	脳血管疾患	自殺	不慮の事故
60～64	悪性新生物	心疾患	脳血管疾患	自殺	不慮の事故
65～69	悪性新生物	心疾患	脳血管疾患	肺炎	不慮の事故
70～74	悪性新生物	心疾患	脳血管疾患	肺炎	不慮の事故
75～79	悪性新生物	心疾患	脳血管疾患	肺炎	不慮の事故
80～84	悪性新生物	心疾患	脳血管疾患	肺炎	不慮の事故
85～89	悪性新生物	心疾患	脳血管疾患	肺炎	老衰
90～	心疾患	肺炎	脳血管疾患	悪性新生物	老衰

出典）厚生労働省「人口動態統計」

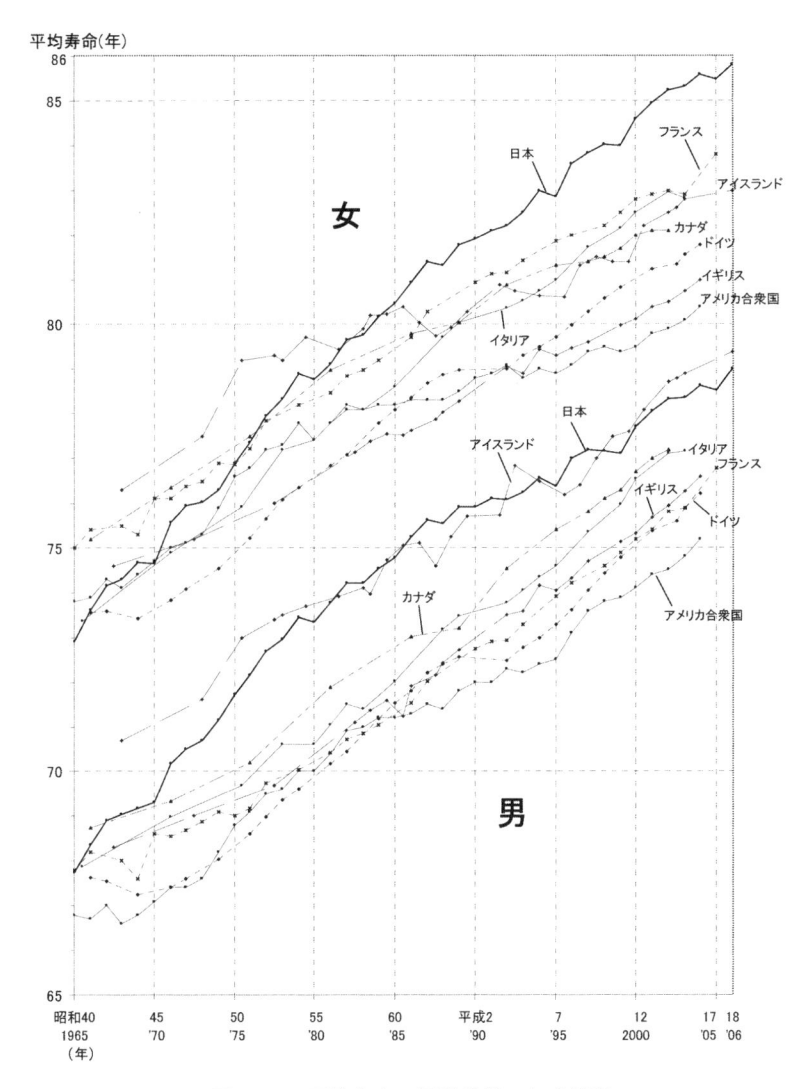

第IX章　健康水準・状態の把握とその変化　117

図IX-4　平均寿命の国際比較、年次推移

出典）厚生労働省「簡易生命表」

2. 傷病の状況としての有病率・有訴率・受療率

　次には、異常時や傷病の発生や状況についてのデータに移ると、それは平常時や日常の健康状態に関してのものと比べると、比較的以前から、資料や統計などが得られる。

　これらのうちでも、歴史的にみて早くから整備されてきているのが、法律で定められた届出を基に作成されてきている各種の伝染病や、結核、ハンセン病（らい）、性病、エイズ、そしてまた、受療に公費の支出がされている精神疾患や難病などについてのものである。

　これらの他、人々が医療機関に受診した際に作成される診療録（カルテ）や医療機関が国民健康保険組合に提出される診療報酬請求明細書（レセプト）などがあるが、それらは一般の利用は困難である。

　それゆえ、慢性疾患や成人病などが中心となってきている今日では、広く国民一般の健康や病気の情況や状態を把握するデータや資料としては、いずれも厚生（労働）省によって実施されてきた「国民健康調査」や「国民生活基礎調査」や「患者調査」などが代表的なものとなる。

　これらのうち、まず「国民健康調査」は1953（昭和28）年〜1985（昭和60）年の間、毎年、世帯を抽出して、対象となった世帯員の健康状態を一定期間に亘って、一般の人々自身が判断し、回答した結果を基にして集計を行い、毎年の調査時ごとの有病者数や率を算出して公表してきた。（表IX-3）

　それらのうちの1955年から1985年に至る30年間の有病率の変化は表2の通りで、それによると1955年当時の有病率は人口1,000対37.9であったのが年々増加して、国民健康調査としては最終年の1985年の時点では、145.2と「国民7人に1人が病気」という結果が示されている。

　男女別に有病率の推移をみてみると、1959年までは男性の有病率の方が女性を上回っていたのが、その後は一貫して女性の方が高くなって

また、年次別にみると、1961(昭和36)年の国民皆保険の発足以降、女性と高齢者の「有病率」が急上昇していること、さらには1963(昭和38)年の老人福祉法の成立や1973(昭和48)年の同法の改訂による老人医療費支給制度(「無料化」)のスタート以降、高齢者層での「有病率」がさらに一段と高くなっていることは、「有病者」数や率の増加と「医療費の自己負担の減少」との間の大きな関連を伺わせるものとなっている。

この「国民健康調査」を引き継いだ形で1986(昭和61)年から、同じく世帯を抽出して3年毎に行われている「国民生活基礎調査」では、自覚されている症状を中心とした「有訴者」の数や率の算定がなされ、公表されてきている。

それによると、有訴者数(率)は調査年ごとに上昇し、1986年当時は、人口千対の有訴者率は男性で221.4、女性で273.2であったのが、2001年では男性が284.8、女性では358.1にまで達している。男女別ではいずれの調査年でも女性の方が高い。(表IX-4)

表IX-3 性・年齢階級・年次別にみた有病率 (人口千対)

	1955年	1959	1965	1970	1975	1980	1984	1985
総数	37.9	45.9	63.6	93.6	109.9	110.4	137.3	145.2
男	40.4	47.1	63.0	89.5	103.0	102.6	126.2	131.6
女	35.5	44.7	64.2	97.5	116.5	117.8	148.0	158.3
0歳	28.6	41.0	56.7	87.9	96.5	77.9	82.	82.1
1〜4	28.7	37.5	36.2	75.2	129.6	89.5	84.7	85.5
5〜14	17.4	25.8	30.2	50.5	70.1	56.0	63.3	66.6
15〜24	25.0	26.7	28.1	33.2	40.4	30.2	35.1	37.2
25〜34	38.5	39.3	43.7	56.8	64.0	43.4	51.9	55.7
35〜44	45.5	57.1	72.5	86.2	85.5	74.3	84.2	83.5
45〜54	61.3	72.7	95.7	126.6	129.3	121.8	15.4	154.6
55〜64	77.5	88.5	143.1	20.8	195.5	229.8	276.8	287.9
65〜74	86.5	97.5	177.8	257.0	312.6	336.0	424.1	481.5
75歳以上	70.8	85.4	177.5	249.5	328.1	437.3	556.8	567.8

出典) 厚生省「国民健康調査」

表Ⅸ-4　国民生活基礎調査

	性別・有訴者率（千対）の年次推移		性別・通院者率（千対）の年次推移	
	男	女	男	女
1986	221.4	273.2		
1989	245.3	302.0		
1992	231.0	286.2	238.1	290.2
1995	249.8	315.1	257.1	312.2
1998	269.0	338.5	259.2	308.3
2001	284.8	358.1	287.4	338.6
2004	281.4	350.5	302.7	346.7

出典）厚生労働省「国民生活基礎調査」

表Ⅸ-5　健康意識・健康状態の年次別推移

	「健康意識」の年次別推移					
	よい	まあよい	ふつう	あまりよくない	よくない	不詳
1995	33.7	17.9	37.9	8.0	0.8	1.8
1998	27.5	17.0	41.8	9.7	1.0	2.9
2001	24.2	16.4	41.8	10.1	1.4	6.1
2004	24.8	16.5	40.4	10.4	1.5	6.4

	「健康状態（生活影響・自覚症状・通院）」の年次別推移			
	なし	いずれかあり	すべてあり	不詳
1995	59.0	35.6	5.5	
1998	57.6	36.1	6.3	
2001	50.0	35.4	6.9	
2004	47.5	35.7	7.7	9.1

出典）厚生労働省「国民生活基礎調査」

またこの「国民生活基礎調査」では、1992年以降「通院者率」が、そして1995年以降では「健康意識」や「健康状態」についての質問や回答結果がまとめられているが、それによると「通院者率」は一貫として増え続け、「健康意識」では「よい」と「まあよい」が減って「あまりよくない」と「よくない」が増え、生活影響と自覚症状と通院とを合わせた「健康状態」では、それらが「なし」が減少し、「すべてあり」が増加するという傾向が続いている。（**表Ⅸ-5**）

この一般の人々からの回答を基に集計や分析がされてきている「国民健康調査」や「国民生活基礎調査」に対して、医療機関を抽出（病院は10分の1、診療所は100分の1）し、一年のうちのある一日に、入院中または通院したものに医師が診断したカルテを基にまとめられてきたのが「患者調査」である。ただしこれは医療機関を受診した者の結果なので、「有病者」数や率ではなく、「受療者」数や率として扱われている。

この「受療率」も自己負担が減少した1970年以降急速に上昇したが、そのピークは「入院」では1990年、「通院」では1996年で、その後は下降しており、ここでも「受療者」の数や率は、医療費の自己負担の額や割合の減少や増大の動きとも大きく関わって変動していることが示されているといえよう。

3．日常の健康状態のデータと検診・健康管理

今度は平常時や日常的な健康状態に関するものをみていくこととすると、日本ではまず各種の定期健康診査で実施されているデータがある。これらの健診のうちでも、現在法律によって定められている①母子保健法による1歳6ヶ月児および3歳児診査（**表Ⅸ-6**）、②学校保健法による就学時および定期健康診断（**表Ⅸ-7**）、③労働安全衛生法に基づいて実施される一般健康診断（**表Ⅸ-8**）、④老人保健法による40歳以上の成人を対象とした基本健康診査などが（**表Ⅸ-9**）、それぞれで対象とさ

れた者について行われている代表的なものである。

表IX-6〜9は、それぞれの検診で実施されている項目をまとめたものである。

またこれらの他にも、国（厚生労働省、文部科学省他）や都道府県、市町村、学校、事業所等々、あるいは各種の研究・健診・検査機関などが独自に実施している健診の検査も近年徐々に増えてきている。

健診以外での全国規模での健康状態や水準などを把握するデータとしては「国民健康・栄養調査」や「体力・運動能力調査」なども有用であり、重要である。これらについては各々次のように説明されている。

国民健康・栄養調査──「国民健康・栄養調査は、健康増進法に基づいて、国民の身体の状況、栄養素等摂取量や生活習慣の状況を明らかにすることを目的として毎年実施されている。2002年までは国民栄養調査として行われてきたものが、健康増進法の施行に伴って改変されたものである。疾病の有無に限らず、身長や体重、血液検査などの身体状況、喫煙、飲酒、運動習慣などの健康に関係する生活習慣、栄養摂取状況などが調査されている」

体力・運動能力調査──「文部省が国民の体力・運動能力の現状を明

表IX-6　1歳6ヶ月児および3歳児健康診査の項目

1	身体発育状況（身長，体重）
2	栄養状態
3	脊柱および胸郭の疾病および異常の有無
4	皮膚の疾病の有無
5	眼の疾病および異常の有無（視覚検査，3歳児のみ）
6	耳，鼻および咽頭の疾病および異常の有無（聴覚検査，3歳児のみ）
7	歯および口腔の疾病および異常の有無（歯科検診）
8	四肢運動障害の有無
9	精神発達の状況
10	言語障害の有無
11	予防接種の実施状況
12	育児上問題となる事項
13	その他の疾病および異常の有無

出典）母子保健法施行規則による規定

表Ⅸ-7　就学時および定期健康診断の項目一覧 (2005年4月現在)

項目		幼稚園	就学時	小1	小2	小3	小4	小5	小6	中1	中2	中3	高1	高2	高3	大学
保険調査（アンケート）			○	◎	○	○	○	○	○	○	○	○	○	○	○	
身長・体重		◎	◎	◎	◎	◎	◎	◎	◎	◎	◎	◎	◎	◎	◎	◎
座高		◎		◎	◎	◎	◎	◎	◎	◎	◎	◎	◎	◎	◎	△
栄養状態		◎	◎	◎	◎	◎	◎	◎	◎	◎	◎	◎	◎	◎	◎	
脊柱・胸郭、四肢、骨・関節		◎	◎	◎	◎	◎	◎	◎	◎	◎	◎	◎	◎	◎	◎	◎
視力（眼鏡等使用者は裸眼省略可）		◎	◎	◎	◎	◎	◎	◎	◎	◎	◎	◎	◎	◎	◎	△
色覚						※										
聴力		◎	◎	◎	◎	◎	◎	◎	◎	◎	◎	◎	◎	◎	◎	△
眼		◎	◎	◎	◎	◎	◎	◎	◎	◎	◎	◎	◎	◎	◎	◎
耳鼻咽喉頭		◎	◎	◎	◎	◎	◎	◎	◎	◎	◎	◎	◎	◎	◎	◎
皮膚		◎	◎	◎	◎	◎	◎	◎	◎	◎	◎	◎	◎	◎	◎	◎
歯・口腔		◎	◎	◎	◎	◎	◎	◎	◎	◎	◎	◎	◎	◎	◎	△
結核	X線関節撮影												◎			＊
	X線直接撮影・喀痰			○	○	○	○	○	○	○	○	○				○
心臓	臨床医学的検査	◎	◎	◎	◎	◎	◎	◎	◎	◎	◎	◎	◎	◎	◎	◎
	心電図	△		◎	△	△	△	△	△	◎	△	△	◎	△	△	△
尿	タンパク	◎	◎	◎	◎	◎	◎	◎	◎	◎	◎	◎	◎	◎	◎	◎
	糖	△		◎	◎	◎	◎	◎	◎	◎	◎	◎	◎	◎	◎	△
寄生虫卵		◎		◎	◎	◎	◎	△	△	△	△	△	△	△	△	
その他臨床医学的検査		◎	◎	◎	◎	◎	◎	◎	◎	◎	◎	◎	◎	◎	◎	◎

注）◎：全員に実施　○：必要者に実施　△：省略可
※：色覚検査は2003年度から△となった
＊第1学年に限定して実施

出典）学校保健法施行令，学校保健法施行規則

表Ⅸ-8　労働安全衛生法に基づいて実施される一般健康診断

問診または診察
胸部X線および喀痰検査
検尿
血圧測定
視力および聴力検査
身長・体重測定（25歳以上の者については身長省略可）
貧血
肝機能
血中脂質および心電図検査（40歳以上）

出典）労働安全衛生法

表Ⅸ-9　各種健診の対象年齢と項目

名称	対象年齢	項目
基本健康診断	40歳以上	問診 身体計測 理学的検査（医師による診察） 血圧測定 検尿（糖，タンパク，潜血） 循環器検査（血清総コレステロール，HDL－コレステロール，中性脂肪の検査血液化学） 貧血検査（赤血球数，血色素量（ヘモグロビン値），ヘマトクリット値） 肝機能検査（血清 GOT（ALT），GPT（AST），γ－GTP） 腎機能検査（血清クレアチニン） 血糖検査（空腹時または随時） ［選択実施項目］心電図検査，眼底検査，ヘモグロビン A_{1C} 検査
歯周疾患検査	40, 50, 60, 70歳	問診 歯周組織検査（歯・歯周組織など口腔内の状況の診察など）
骨粗鬆症検査	40, 45, 50, 55, 60, 65歳の男女、および70歳の女性	問診 骨量測定
肝炎ウイルス検診	40歳以上（過去に肝炎ウイルス検診を受けたことがない人）	問診 C型肝炎ウイルス検査 HBs抗原検査
健康度評価	40歳以上	健康度の把握および評価のための詳しい質問票
胃がん検診	40歳以上	問診 胃部X線検査
子宮がん検診	20歳以上の女性	問診 視診 子宮頸部の細胞診（パパニコロウ染色） 内診 ［選択実施項目］コルポスコープ検査，子宮体部の細胞診（子宮内膜細胞診）
肺がん検診	40歳以上	問診 胸部X線検査 ［選択実施項目］喀痰細胞診（パパニコロウ染色）
乳がん検診	40歳以上の女性	問診 乳房X線検査（マンモグラフィ） 視診および触診（視触診）
大腸がん検診	40歳以上	問診 便潜血検査（免疫便潜血検査2日法）
総合がん検診	40, 50歳	がん検診のすべて 直腸検査（直腸鏡検査）

出典）老人保健法

らかにするために行う調査 1964(昭和 39)年からスポーツテスト（1967 (昭和 42)年からは壮年体力テストを追加）して実施している。小学校、中学校、高等学校、高等専門学校、短期大学、大学、勤労青少年（18～29 歳）、壮年（30～59 歳）の男女で、標本数は 1994（平成 6）年調査で約 8 万 2000 人である。同調査では、① 10 年前に比較して青少年で体力、運動能力とも低下傾向を示している。②各年齢とも「ほとんど毎日」運動・スポーツを行っている群の体力・運動能力は、他の群よりも優れている点に特色がある」。

このように、健康の状態や水準に関してのデータは、従来の身体の状況を中心としたものから栄養や体力や運動能力にも広がり、近年では、精神や社会（人間関係）等に関しての内容や項目なども検討されたり、採用されるようになってきている。

例えば、乳幼児期・学童期を通しての情緒的・社会的発達関連の健診や相談や指導、学童期、児童・生徒期を通してのいじめ・不登校・非行などへの継続的な注視や指導、青少年期での喫煙・飲酒・薬物依存・エイズ対策関連の施策がらみのデータや資料の収集などである。

また、企業や事業所を中心として、従事者のメンタルヘルスへの関心や注目が急速に高まっており、これらと関連して「WHO/QOL・26」の活用と実際と可能性なども以下のように広まりだしている。

「企業の中枢として就労する中高年層の者が、従来に比して、さまざまなストレスからうつ病や身体表現性障害（心身症など）にかかる事例は年々増加の傾向にある。そのようなとき、身体の健康診断に加えて、本調査票を精神の健康度を測る指標の一つとして用いることによって、健康管理のツールとなりうるであろう。また、働く人々の主観的な満足感から、企業に対する満足度も推察することができよう」。

これらの他にも、1989（平成元）年から九州大学健康科学センターで施行されている「健康外来」などがあり、それは次のように説明されている。

「一般の医療機関が対象とする病人ではなく、日常生活に支障のない『健康人』を対象として健康度のチェックを行い、それに基づきよりよい生活を処方するというもので、診断は簡単な医学的検査と体力測定、アンケートにより行う。アンケートは睡眠、休養、運動、日常生活、体力、食事、ストレス、生活の充実度につき160あまりの項目について行われる。医学的検査は採尿、採血、心電図、心エコー、歯科検診、唾液検査を行う。これらに基づき、その人の健康度を判定したうえで、運動、食事、精神、生活習慣を柱とする健康処方（プログラム）を提案し、その実施指導を行う。」

4．健康・疾病関連のデータとその収集・管理・利用をめぐって

　以上にみてきたように、日常・平常の健康状態、異常や傷病の発生時や状態などに関してのデータは、近年では身体についてだけではなく、精神や社会（人間関係）などの次元や側面に至るまで広がり、増大してきているとはいえ、その利用や活用ということとなると、それぞれが、その実施や取りまとめの主体によって、国（厚労省、文科省）、都道府県、市区町村、あるいは学校や事業ごとに集計されて、利用されてきたので、個々人にデータが還元されたり、手元に保存して経時的変化をみるということなどは困難であった。

　これらの中にあって、母子保健法によって妊娠届時に交付されてきた「母子健康手帳」や老人保健法により、40歳以上の成人で在宅の希望者に発行されてきた「健康手帳」などは、利用や活用の仕方によっては、個々人の健康や病気の状態や、それらに対する対応などを記録し、保存するうえでも重要な役割を担うものであった。

　それらは、各々次のように説明されている。

母子健康手帳──「妊娠中から出産までの母親の記録および出生から就学時に至るまでの子どもの健康診査結果、歯科健康診査、予防接種の記録、健康相談の内容を記録する欄があり、保健指導を受ける際の参考とされる。それらの記録のほか、妊娠中の薬や妊娠・育児中の喫煙および飲酒の影響、子育て支援や児童虐待の予防といった健康情報も含まれている。また、全市町村共通の部分のほか、母子保健事業に関する地域の情報や保健および育児に関する情報も掲載されている」。

　健康手帳──「対象〜老人保健法医療の受給資格のある人、健康診査の受診者または要介護者などで希望する人。内容〜医療、健康診査、健康相談、機能訓練、訪問指導などの記録、生活習慣などの把握、その他、市町村が創意工夫」。

　これらのうちでは、母子健康手帳の方は妊娠届時に交付されるということもあり、その保持者の割合は子どもを持つ母親全員ということで高いが、その実際の記入や活用ということとなると、担当する市区町村の保健婦ら専門職の指導や熱意、そしてまた母親や保護者らの関心度や意欲などにもよって、少なからぬバラツキがみられる。

　それに対して高齢者の健康手帳となるとその保持者は年度末医療受給資格者数（千人）中の新規交付者（千人）の割合ということでみても、2000（平成12）年に年度の約4人に1人から、2004（平成16）年度では8人に1人へと大幅に低下しており、またその活用や利用ということでも、白紙のままであったり、健診の結果をそのまま貼付しているだけというのが実状であるといわれている。

　これらとは対照的な動きとして、近年の生活習慣病への関心や自覚の高まりなどとともに、毎日のように定期的に体重や血圧、さらには腹囲や歩行数などを自ら測定し、記録し、点検をするというような取り組みをしている人々も増えてきているといわれている。

　また、自治体の中では、例えばメタボリック症候群対策プログラムの一環としての腹囲を減らす取り組みの参加者に、メジャーと毎日の記録

帳を配布し、毎月の通信記録や講習会で参加者が挫折しない体制を整え、ウエストや体重の減少、さらには血糖値や肝機能などの数値の改善に成果を挙げてきているところなども報告されている。

　あるいは企業のうちからも、「社員の健康管理強化で生活習慣病などの発症率を抑え、将来の医療費負担の抑制をめざす試みも増えている。トヨタ自動車は 2008 年 1 月をめどに愛知県豊田市に『健康支援センター』(仮称) を開設、グループ企業の社員や家族約 21 万人に健康支援プログラムを提供する。最新機器で体力測定や健康診断を実施、生活習慣病の発症リスクを判定して食事や運動の内容を指導する」といった動きも出てきている。

　そしてまた、企業としてこれらを事業化して推進しようという試みも生まれてきている。

　「ソフトバンクテレコムは損保ジャパングループと携帯電話を使った健康管理支援事業を始める。共同出資の新会社を (2007 年 6 月) 25 日に設立。血圧計や体組成計などの測定値を携帯電話のデータ通信機能を使ってソフトバンクテレコムのサーバーに蓄積し、利用者がパソコン上で日々の健康状態を確認できるサービスなどを 9 月に始める。」

　これらはさらに、企業間での「医療情報システムの標準化システムづくり」という方向にまで進めようという試みも出始めている。

　「マイクロソフトは日本国内の医療機関向け情報システムの標準化に乗り出した。異なるメーカーのシステムをつなぐソフトの基本的な仕様を策定、富士通や日立製作所などシステム大手に採用を呼び掛ける。メーカーごとの独自性が高く、割高だった医療情報システムの導入費用を最大 5 割引き下げられる。大きく出遅れてきた国内医療機関の IT (情報技術) 化を加速、医療費の抑制などが期待できる。

　医療機関では患者の診療記録を保存する電子カルテや会計、投薬指示、医療機関が健康保険に出す請求書である診療報酬明細書 (レセプト) など複数の情報システムを使っている。こうしたシステムはメーカーごと

にデータ形式が異なるため一体的な運用が難しく医療の効率化を妨げる要因になっている。

　他方では国も、医療の効率化や合理化を進めるという視点から、健康や疾病や健診や受療などに関する個人情報の体系的な収集や一元的管理に動き出してきている」。

　「厚生労働省には2010年度をめどに『健康ITカード』を導入する計画があった。健康保険証をすべて個人カード化し、健康診断の結果や診察・投薬歴、持病などのデータを読み出せるようにする。複数の医療機関で同じ検査を繰り返したり、薬を重複で投与したりするむだを省く狙いだ。」

　さらに加えて、昨今の"年金記録不明問題"の発現などを契機や機会として、国からは、医療の記録のみならず、年金や介護の費用の納付や受給や給付、それらのみではなく納税の記録まで一つの番号でカードで一体的に管理するという「社会保障番号」制度で推進しようという構想も浮上してきている。

　健康や福祉に関しての、基本的なデータを個々人が、それを体系的、長期的に記録し、活用するということと、国家や特定の期間が特定の政策や意図で管理し、利用するというのでは、それらがもたらす成果や結果では大きな違いが生じてくる場合もある。

　これらのデータの利用や活用については、その主体や目的などに関しての、厳重な、充分な、チェックや制限や管理の仕組みやシステムが確立されることが、まず前提として必要とされるであろう。

第Ⅹ章　保健社会学と健康・保健、疾病・医療（講演）

　本日（2008年8月3日）は大変ご丁寧なご紹介をしていただきまして、ありがとうございました。ただいまご紹介いただきました園田でございます。本日は第4回東洋大学社会福祉学大会にお招きいただきまして、しかも基調講演という機会を与えていただきましたことを、事務局の先生方には大変お世話になりまして、深く感謝をいたしております。

　今日このあとのシンポジウムでとりあげられますが、私もこの半年ほど前にソーシャル・インクルージョンの関連で本を一冊まとめさせていただいたものですから、できれば私もそれにもう少し密着した話をさせていただきたいというふうに思ったりもしたのですが、時間の関係と、レジメだとかをまとめる二週間ほど前に、突発性難聴になりまして、10日間ほど入院をということで、つい2、3日ほど前に退院することになりました。資料なども十分間に合わず、以前お送りしたものはあったのですが、大変不手際なんですが、レジメ、その他に手書きで表をいくつか足したようなものを配らせていただきました。タイトルも「共同と健康の視点と社会福祉」に少し変えさせていただいて、これから話をさせていただきたいと思います。

　ここにも共同と健康の視点なんて書いているんですけれども、突発性難聴というのはあんまり私も経験しなかったものですから、かなりめまいがする。柱につかまっても柱ごと回るようなそういう感じがして、それが2日間ぐらいしか続かなかったんですけれども、意外に視点が定ま

らなくて、またなれない入院をすると特に倒れたりするということで、看護師の人たちがなかなかつかまらせないといろいろ歩かせてくれない。そうすると今度は腰が定まらない、腰が定まらなくて、視点のほうが定まらないという経験をしまして、それで苦し紛れでもないんですが、今日は視点というのはあらためて大事だということで述べさせていただきました。

1．Community と Health

ここにあります5つの柱で話を進めてまいりたいと思っております。

```
5つの柱
 I   Community と Health
 II  Health と医学・医療
 III 疾病と健康
 IV  障害と健康
 V   健康・福祉と Community
```

　私が今日の話で共同とコミュニティというのは同じでもないし、いろいろ違うのですが、最初に今日お配りした手書きのレジメ、レジメが二つになってしまったものですから区別して、手書きのとワープロで打ったのということで使い分けさせていただきたいと思います。

　まず手書きのほうの、今日の話を1から5という5本柱にして。それのひとつ、「コミュニティとヘルス」、今日のテーマであります共同と保健、最初のほうの共同とかコミュニティのほうですが、これは今日の資料集に入っているんではないかと思うのですが、そちらを見ていただきますと、私が学部とか大学院に入って、特に大学院に入ってから専攻とか専門分野を決めるところで、一体何をしたらいいのかということで、いまは大変事情が変わってきておりますが、その当時は本当に丸50年ほど前ですと、俗に「社会学者の数ほど違う社会学がある」といわれた

時代で、社会学をやるといってもどうしたらいいのか、社会学の中でも一体何をというようなことでした。

　そういうこともあって、その当時はちょうど東京大学出版会のなかで福武先生、日高先生、高橋先生編の『講座社会学』が出始めた頃、それから有斐閣の『社会学辞典』、今の一般に市販されているもうひとつ前の、最初のほうの『社会学辞典』、これも3人の先生で出された。それからまた福武先生と日高先生がお二人で『社会学』という、これも非常に多く売れた本でありますが、ちょうどそれが立て続けに出された頃で、そんなことでいろいろ辞典を見て気づいたわけじゃないですが、社会学とはというようなことで、1958年に出された『社会学辞典』、古い本なのですが、ここに福武先生が社会学とはという項目を書いておられる。それの一番最初のところなんですが「人間の社会的共同生活を研究する一社会科学だ」、こういうふうに書かれている。これは、私のやりたいようなことも書かれているような感じがして、ともかくまず共同とか共同生活というのを少し中心に社会学をやってみようと多少影響されて、スタートしました。ただ、当時はあまりコミュニティということに熱心に取り組んでおられる先生というのは多くなくて、どっちかといいますと、Gemeinde とか commune とか社会学だけでなくて歴史学だとかあるいは経済学だとかそういうような、たくさんの学問領域でこういう共同の問題が議論されていた時代でした。私はあまりドイツ語とかフランス語とか強いわけじゃないんで、できれば少し英語でとか、あまり難しいような学問だったら巻き込まれるのもというんで、多少アメリカだったらコミュニティ研究と呼ばれるようなのがあったもんですから、そういう共同社会というかコミュニティというほうから入ったということがありました。

　ただ当時は、共同社会学は社会学の一分野とはなかなか考えられないで、農村をやってるとか、都市をやってるとか、あるいは産業だとか犯罪だとか、そういうような形でそれぞれのご専門なんかもあったもので

すから、私もある意味では農村社会学、あるいは地域社会学というような形で、自分で言ってるからそういうふうに扱われるということであったわけですが、農村とか地域というのはある意味ではそれほど興味がありませんでした。私としては、どちらかというと共同社会の範囲からコミュニティ研究に入ったということでありました。

2．Health と保健・医療

　そういうことで、できるだけそういうことを長く続けていきたいなと思っていましたけれども、それがもうひとつのほうの「健康」の問題に関わるわけですが、どうしてそのコミュニティのほうから保健とか健康とかヘルスのほうに変わったか。そういうきっかけはちょうど私が大学院に入ってから11年目ですか、いわゆる東大医学部に保健学科というのが何年か前にできて、その10年前に、そちらのひとつの講座に保健社会学というのができたので、そちらに来ないかというお話がありました。

　私はその話をお聞きするまで、健康とか保健なんてことは考えたこともなかったのですが、まさかそういう社会学があるとはそもそも聞いたこともなかったんですが、いろいろお話をいただいたのが社会学ですと青井先生、あと向こうの教授になられた医学部出身の先生、そういう方がコミュニティのことをやっている社会学の人に来てほしいと思っていると。community organization、あるいは community health とかあるいは public health とか、それから健康ということの関連で人々の行動をどう変えるか、行動変容。そういう行動の問題というのは社会学の大きな課題、これは福武先生よりも日高先生の社会学の行動の全体的な特徴としての個人の行動の特徴としてのパーソナリティとか行動の様式としての文化とか、そういうような形で社会学と行動との関連でいろんな問題を少し習ったりしておりましたんで、そういうことだったら、あ

るいはコミュニティのことが中心的にできるなら大変ありがたい話だというか、そんなことでちょうど35になるところでした。そっちの方面に移らせていただいて、それでヘルスの問題を扱うということになったわけです。それでコミュニティのほうは50年ぐらい、ヘルスのほうは40年ぐらいの関わりになります。

　ところが、昭和43（1968）年、私が保健学科に移らせていただいたちょうど同じ年が、みなさん方、かなり若い方もおられるようですが、歴史的な大問題が起こったわけでございます。東大の医学部紛争といいますか、学生のほうからいいますと医学部闘争ですか、私が向こうに行く4月以前から2月か3月の頃から、ちょうど小競り合いだとかが一部あったんですけれども、それが一挙に吹き上がって広がっていった年の4月からということになりました。いろんな中身はあったんですが、医学部の講座制とか医局制解体とか、すでに人事のこととか教育、研究あるいは患者の治療とかそういう臨床のことはある意味で教授が一手に権限を握って進めてきたといいますか、そういうものを正面から解体するなんていうのは、こういう問題が医学部に行ったけれどもとても強くなり、とても研究だとか、それからヘルスの問題だとかコミュニティだとか誰もそんな関心を持たないというか何やってる人だと、かあさって君みたいな扱いになってしまって、行った途端に大変なことになって。

　それともうひとつ、43年の翌年の44（1969）年だったんですが、厚生省がいろいろ研究班を疾患ごとに作っていたわけですが、ひとつにスモンという神経が犯されて視力だとか歩行だとかに障害とかそういうものが出てくるわけですが、そのときはまだそういう原因がわかっていない。ただ非常に患者の人たちは疲弊している。費用はかかるし治療法もわからない。そして、もうひとつは地域的に比較的かたまって発生するということから伝染病ではないかという噂が立って、患者の人たちはそれこそ地域で差別されたり排除されたりする、こういう問題が発生する。それで保健社会学というのも患者のどういう支援をしたらいいのか、ま

た差別だとかそんな問題も、研究班の班員として入って一緒にやってほしいと、そういう話をいただいたわけです。それは翌年の44年のことです。私としてもいろんなつながりがほとんどなかった医学部の中で、いろんな先生方とご一緒に調査研究ができるということで、特に若い教室のメンバーの人たちが大変大事なテーマでぜひ参加というのがありましたんで、44年の4月に班員として加えていただきました。といいましても先の講座制じゃないですけど、班員というのは教授がやって、教授の代理というような形で助教授がいて、正式な班員ではない、班員の中の手伝いをするという扱いでした。ところが4月入ってまもなく、8月、スモン病の原因は伝染病とかそういうのではなく、医師が投与したキノホルム、整腸剤、これが原因であると、こういうことが明らかにされたわけです。

　そこからいろんな問題が一変して、医師が投与した薬から発病した患者は医師を訴訟の対象にするという、あるいは薬を製造した、販売した製薬会社を、そういうものを許可した国、厚生省を、あるいは医療体制、こういうようなことになりまして、ある意味では厚生省の研究班から呼びかけられてやったのが今度は厚生省が訴訟の対象になる、あるいは医師が、病院がということになって、今度は周りからは、特に若い教室の仲間の人たちは、そういう病気の原因の対策の解明ということになれば、医師との関係、あるいは病院、薬、行政の問題、制度、こういうことも当然研究対象にすべきだとそういう声が出てきたわけですが、これはもう厚生省はとんでもない、誘ってくれたお医者さんだって、自分たち自身の仲間が訴訟の対象になるというようなことになれば、医師を対象にした研究なんていうのはとんでもないというような話になって。これまた保健だとかコミュニティだとかそんなこと言ってられない。行った早々、医学部の封建制の中、講座制の問題だとか医局制の問題だとか、それから国の行政ですか、こういうふうな問題がある意味では中心になる、こういうことになってしまって、周りではえらいことになったとい

う、そういうことで。

3．疾病と健康

　3番目のところに移るわけですが、医学部保健学科の中にむしろ私はヘルスのことをやりたいとか、あるいはコミュニティのことをやりたいと思って行ったわけですが、なかなかそういうことではすまなくなってしまって、10年とか15年ぐらい経つようなことになるわけですが。

　その当時は健康の問題とかヘルスの問題は一般の人もあまり関心の持たない、ちょうどある意味では医学というのが日進月歩で、例えば心臓移植だとか、脳外科だとかがん治療だとか、いままでは難しいといわれていたようなそういうがんも、ある意味では治る、延命できるという、そういうような競争に大きなスポットが当たる。それから医学の研究もいわゆる器官や臓器から細胞、分子レベル、あるいは遺伝子レベルという形で細分化していく。そういうことが華々しく医学のノーベル賞の問題なんかでも、いろんなことで取り上げられていく。それから今まではなかなか原因がわからなかったし、治療法もわからなかったような病気なんかも医学の進歩とともに解明されたりなんか出てくるというようなことで、一般の人も多くの人も、医学と、医療というものは、これは役割、そういうものは非常にわかる。しかし保健学というのは何をするのかというような。ある意味では非常に健康への関心が高まるのではなく、病気への関心が高まってしまう。それからせいぜい病気にならない、「予防」というようなことは関心を持つけれども、なかなか「健康」というほうはむしろ関心が弱くなるという、こういう時代だったわけです。ですから、医学部の中に来ましても、保健学だとかましてや保健社会学だとか、差別されたり排除されたりということはなかったですが、特に医学部はある意味混乱している時期だったというのもありますので、十分どころかちゃんと扱ってくれなかったといいますか認めてもらえな

かった、こういうことでございました。

　それはどういう流れの中で病気とか疾病ということだけじゃなくて健康への関心が世界的にも、日本は後で申し上げますように、そういう動きに比べて大変遅れているのですが、現在も遅れているわけですが、そういう健康への関心が、強くなる、高まってくるのはいったいどういうことなのかと。このへんを3番目のところで「疾病と健康」というところでお話させていただきたい。

　ひとつは日本もいわゆる伝染性あるいは感染症。みなさんご承知のように日本の敗戦は1945年、昭和20年。敗戦後5年あとぐらいの昭和25年、西暦でいいますと1950年ぐらいまでは日本人の亡くなる原因の第一位は結核であったわけです。その後は急に、ある意味では結核はいまは十何位、二十を割るぐらいに下がっているわけですが、このあと急速に順位を上げていったのががんだとか心臓病だとか脳外科だとかこういうようなことがあったわけです。それともうひとつ健康への関心を高めるようになったのが、私は日本での平均寿命の急速な延び、これも1965年ぐらいまではどちらかといいますと、いわゆるアメリカとかヨーロッパに比べますと日本の平均寿命は短い。45から50とか、60ぐらいですね。それが1960年代真ん中あたりから男性も女性も延びた。それで1980年ごろ、いわゆる世界の長寿国といわれていたヨーロッパのいろんな国を抜いて、特に女性の場合は最近でもそうですが、並居る2番目を引き離して世界一位。男性の場合はアイスランドとか北欧の人口の小さなところをちょっと下回っているんですけれども、一つの国ということでは第一位ぐらいのところまで延びているわけです。非常に日本は寿命が長い。国連の国際比較など、例えば所得、産業、教育、学歴などいろんな比較があるんですが、いわゆる健康という面、ヘルスという面でWHOが市販している。それは国際比較では日本は第一位だという。寿命が長いということで、寿命の長さが健康の指標ということで使われて、日本の健康水準は世界一だと言われることもいまでもあるわ

けですが、確かに長寿といいますか寿命ということでは1980年ぐらいからそういうことになったんですけれども。それと同時に、やはりこれは1970年ぐらいから顕著に厚生省が毎年行なっている国民の生活とか病気に関連しての調査があります。その名前も「国民健康調査」というのですが、ちょっと残念なことに昭和65年で打ち切りになりました。それによりますと、年々病気だという人が増えている。最後の年には国民の7人に1人ぐらい病気が増えている。それから国民健康調査のあと、国民生活基礎調査、これは福祉関係の調査と合体をして、あるいは生活面の調査と合体をして3年おきに、そしていわゆる有病率なんかも出していて、有訴率、訴えを持っている人の割合ということを3年おきにいままで出していて、それになりますと男性とか女性は4人に1人以上、訴えがある。あるいは日常生活にいろいろ差し障りがあると答えている人がこれも年々増えてきている。こういうようなことが広がっているわけです。ですから、どちらかというと日本は病人とか病気だという。

　自分で病気だという人ではなく、医師が診断をして病気というのは、それは「患者調査」というのをやります。これはご承知の方も多いですが、医療機関に受診している人、患者というよりも通院している人、逆にいいますと病気があっても通院していない人は対象にならない、そういうことです。そのデータからみても、医師が診断している、診断名がついている、そういう人の割合からしても、増えている。ただちょっと持病者、これはまた別の条件で、例えば自己負担の問題だとかいろんなことで少し減ったりしています。こういうようなことがあるわけです。そういうことで政府のほうも、いまある国際的な動向をうけて、例えば10年ごとにちゃんと目標を定めてそれで健康の改善に取り組む。日本はちょうど2000年から2010年に目標は「健康日本21」、日本全体です。それを都道府県ごとに健康東京、健康神奈川県、あるいはさらに市町村があるというわけですけれども。そういう中で20世紀の日本はともかく寿命を伸ばすということを目標にしてやってきて、とにかく寿命は世

界一になった。しかし、病人は年々増えている。訴える人も増えている。

　21世紀の日本の目標というのは健康で長生きをする。寿命というのは死亡と出生と比較的正確に測定しやすい、計算しやすい。「健康寿命」ということになると、一体どうやって算出するかと。定義の問題から算出法までいろいろ議論があるわけですが、健康寿命ということ、あるいは健康で長生きするということをあらためて正面から掲げるということになってまいりました。それから一般の人々も医学の進歩、これは目を見張らせるようなものがあるけれども、ともかく先ほどいいましたような慢性の疾患、それからその少し後ぐらいから非常に増えてきた精神の疾患と障害、これはますますノイローゼとかうつ状態とかが増えてきている。そういうものはもちろん病気の種類だとかいろんな定義によっても違うのですが、なかなか現代医学をもってしてもなかなか完治をしないというか、発生までもちろんない、治療までもない、あるいは一旦発症してしまうと日常生活を行う程度までぐらいは回復するがなかなか病気そのもの疾患そのものが治癒するというようなことが難しいようなものが増えてきているという。ある意味ではそういうようなことも加わって、健康というようなことが少しずつ日本でも病気になったら医者にまかせておけというような、そういう病気じゃなければ健康でという病気から出発する、あるいはお医者さんの治療ということで考えていた人が多かったのが、やはり医者の役割も大事だけれども病院の役割も大事だけれども、自分たち自身の常日頃の日常的な生活の送り方とか健康への関心ということも大事だということが少しずつ広がってくるというんですか。前のように病気でなければ健康で、悪くなければいいというようなところから、できるだけ普通の生活が送れるように。やっぱり最近になりますと少しでもよい状態、こういうものを求めて動きが変わってきたことがひとつの背景にあると思います。

4．WHO 憲章（1946）

　それで日本の中だけ見ておりますと、なかなかそういうことは実施されていないわけでありますが、国際的に見ますと、健康へ向けての取り組みは大変大きな課題が動いているということがあろうかと思います。今日は時間の関係でそのいくつかをご紹介するだけになりますが、今日お配りした手書きのほうの裏になります。ここで「病気でないのが健康だ」といういままでの健康観に対して非常に違う、これを打ち出したものが一番最初のページの上に書いてございます 1946 年、WHO 発足に当たって世界に向けてアピールをした、「WHO 憲章」が Charter と言われている中にあります。

　Health is a state of complete physical, mental and social well-being. でその後に、not merely the absence of disease or intirmity. これは英語特有の二重否定になっていますのでわかりにくいかもしれませんが、単に病気が不全だとか具合が悪いだとかない（absence）というだけではないという、身体、精神、そして社会的によい状態を健康というと言う。これは 1946 年というのはあらためて言うまでもなく、1945 年が第二次世界大戦、日本の敗戦で終わった年でありまして、敗戦前から連合軍は戦後の世界の秩序をどうするかという、国連のなかにいくつかのユネスコであるとか ILO だとか分野ごとの機構を作ったんですが、健康に関連するものとしては World Health Organization というものを第二次大戦の翌年になりますけれども国連の発足にあわせて作ったわけです。そこで世界各国がこれからの世界の人たちの健康をどう考えていくか方向性として打ち出されたのが、WHO 憲章の中の「よい状態」、「病気がない」というだけでなく「よい状態」、病気じゃないという、ある意味では、これはこの年からいいますとすでに 60 年経ってるわけでありますが、日本はいまだに病気でないのが健康だというような考え方がむしろ強いといったら言い過ぎですが、身体的、精神的、

社会的によい状態ということでなかなか受け取っている人のほうが少ない。

WHO 憲章そのものは、例えば日本でも小学校・中学の保健体育の教科書の裏表紙に載ってたりすることもあるんですけれども、子供たちも先生もちゃんと教えないという。それからお医者さんだって、毎日診察したり治療するにあたって健康とはよい状態とはあまり考えない。それから行政で住民の健康増進ですね、こういう保健の施策をやるような担当者、あるいは保健婦さんなんかは全く絵に描いた餅っていったらなんですが、棚の上に飾ってあるような、こういうようなことが日本では50年、60年続いているようなことがあるわけです。これは世界的に見

1946 (WHO 憲章) Health is a state of complete physical, mental and social well-being	Not merely the absence of disease or infirmity
1974 (カナダ Ralonde Report) Life Style	医療政策, 医療制度
1979 (アメリカ 公衆衛生局長官) Healthy People	医療
1978 (WHO アルマ・アタ宣言) Health for All Primary Health Care	Primary Medical Care 初期医療 Disease Prevention 疾病予防
1986 (WHO オタワ宣言) Health Promotion	
1980	(WHO, ICIDH)
2000 (WHO, ICF) Classitication of Functioning, Disability and Health	A Manual of Classification Relating to the Consequences of Disease

ますと、これは WHO の憲章が登場するにあたってのいろんな背景があるわけですが、これは時間の関係で今日は省略させていただきます。

5．Ralonde Report（1974）

　大きな流れを。例えば、少し飛びますが 1974 年カナダで Ralonde Report、これはカナダの日本で言う厚生大臣が公衆衛生の Ralonde さんが、これが日本のちょうど厚生白書とか毎年出されているものですが、1974 年版のレポート、白書です。カナダの国民の健康状態がこの何十年、非常に良くなってきた、上昇してきた。これは決してカナダの政府の保健行政、医療制度がよかったということ、これのせいではなくて、何よりもカナダ国が生活、生活のスタイル、こういうものに関心を持って取り組んできたことがカナダ国民の健康状態を上げた、こういうことを、日本で日本の厚生大臣が厚生白書の中で医療制度よりもライフスタイルの取り組み、生活への関心、こういうようなものが日本の健康水準を上げた要因として大きかったなんてことは、たぶんいまでも言わないと思うんですけども、これを言った。こういうことを言った研究者はこれまで何人かいるわけですが、ある意味では政府の健康の領域の責任者、長官が正式な白書でこういうことを言ったというのは、これは大きな衝撃を世界に与えて、このあとこれがイギリスへあるいはアメリカに飛び火をして、例えばアメリカはこの 5 年後、この Ralonde Report の影響が大変大きかったというのがこの前書きにも書かれています。

　アメリカの公衆衛生局長官、surgeon general、日本で言うもっとえらい技官系の一番トップ、この人の名前で Healthy People、健康なアメリカ国民、これからのアメリカ国民の健康水準をさらに上げていくには医療とかそういうことはもちろん大事だけれども、それ以上に国民一人ひとりが健康増進とか疾病の予防に取り組むということが大切だという、こういう冊子を出すわけです。これも大変アメリカ的、そしてまた

これは日本へも、先ほどいいました「健康日本21」なんかはこれの影響を受けている。アメリカは1990年ぐらいから10年ごとの、日本は2000年になってから、そういう形で医療よりも保健だ、人々の日常的な取り組みだと、こういうことがこれからの健康の慢性疾患時代に、あるいは精神障害、こういう時代を迎えて、ちょうどアメリカはある意味日本と病気のパターンとか疾病構造とかどういう病気の人が多いとか、ちょっと心臓病の割合の人はアメリカは高いですけれども、大体共通するわけです。こういうことを1979年に言ったわけです。

6. アルマ・アタ宣言（1978）

それからちょっと一年前に、WHOのここで事務局長が交代したというのがあるんですが、当時のソ連邦の一つの都市、アルマ・アタという世界の都市部に保健機関が集まって、アルマ・アタ宣言というのが出された。これは1978年。これは世界的に知られているのは「世界のすべての人々に健康を」というHealth For All。これは大目標。当時はいわゆる東西の冷戦から南北の格差、開発途上国と先進国との格差が問題になっていた時期です。平均寿命とか所得の水準だとか大きな差があるわけですが、そういうことでそれを進める戦略としてPrimary Health Care、これを打ち出したわけです。Primary Health Careには、いわゆる開発途上国では財政的に手が出ないような高度先端医療とかそういうものを、海外から取り入れるというよりもやはり一般の人々自身が一番必要としている基本的な健康問題に取り組むというEssential Health Care。プライマリーというのはPrimary Schoolとか基本とか初等とかいろいろ日本語で訳がつくわけですが、何より基本的な健康への取り組み。むしろ、いわゆる健康だけを切り離すんじゃなくて所得の問題だとか教育の問題だとか、あるいは環境の問題だとか、これをも含めた本当にコミュニティレベル、ここでの取り組みが大事だと。そういうことを

世界に向けてアピールするということです。これはアフリカの国とかアジアの国とかそういうところは非常に大きな支持を受けたわけですが、先進国は若干こういう動きには冷たかった。特に冷たいのは日本なんですが。それほどもうこんなことは自分の国では50年、100年前に解決している。例えばイギリスなんかでもPrimary Health CareではなくPrimary Medical Careが大事だと。

　イギリスやアメリカでは医療の専門医が非常に増えている。非常に高度化している。すると逆に日常的にあるいは具体的に接する、日本でいうと開業医、そういうところが非常に弱く、そういうことで初期医療、あるいは身近な地域医療、そういうところに力を入れるというならわかるけれども、ヘルスケア、食料だとか住宅だとか、所得の問題だとかそういうことも含めた健康への取り組みなんていうのは、もう先進国には合わないということ。それから今でも時々言われることですけれども、国連の機関というのはお金は先進国から出て、取ったお金とかいろんな活動は開発途上国に回している。こういうのもそのひとつじゃないかという、そういうことをいったりして。

　日本ではPrimary Health Care、入ってきたときからヘルスが取れてきちゃった。入ってきてPrimary Care学会が作られた。これはお医者さんが中心になって、ヘルスではなくPrimary Medical Care。とにかくヘルスというのは今まで入ってくるとまず消えてしまう。Healthy Peopleなんかでも、取り組みも日本に来ると行政対応というようなことになってしまう。中身も10年後、がんをどれくらい減らすか、中身もどっちかというとヘルスのことよりも疾病の罹患率を減らすという。そんなことの関係もありまして、1978年のPrimary Health Careという開発途上国向けのプログラムや戦略に事実上とどまりました。

7. オタワ宣言（1986）

　1986年にこのあと会合を進めて開かれるわけですが、Health Promotion に関する国際会議を WHO がそれぞれ開催国と一緒に彼らと顔をそろえて一緒に進めるわけです。それで日本も健康づくりとか健康増進とかをこの10年後ぐらいに遅れて入ってくるわけでありますが、日本は Health Promotion と Disease Prevention というのは同じ意味なんです。健康を増進する、疾病を予防する、どっちかというと予防医学、そちらのほうに傾斜して入ってくる。健康づくりなんていっても、健康のこともよく理解してない、ポジティブな健康ということが理解されていない。ですからお医者さんなんかは健康とは、病気でないのが健康とか、あるいは疾病でない、症状がない、程度が軽減している、そういう形で健康を増進させる。どこをどういう方向でかが全くわからない。そういうことになってしまう。疾病予防というのは、これはお医者さんは疾病からスタートするのですからこれはわかる。健康増進というのはなかなか日本では入ってこない。医者だけではなく行政担当者が一番弱いのは健康づくり、健康増進。

　WHO は Health Promotion でどういうことを言ったか。健康増進、これはまだ日本でも十分理解されていない。やはり一般の人々が自分で自ら自分の健康状態をコントロールする。統御する。身体の中の状態、あるいは周りの人との状態、関係をよくしていく、制御する、統御できる、こういう力を深めるのが Health Promotion というふうにいっているわけです。これからの時代の健康を進めて行くに当たっては、ひとりひとりがそういう力を強める、日本はそういう形で Health Promotion、多分日本語になっているわけですが、中身はというと疾病をというのが強い。

8．ICF

　それから、特に今日は福祉の関係の方が大変多いので、疾病の問題から障害の問題に 1 つの次の柱を立てて、障害と健康ということでそこの入り口だけお話させていただきます。ご承知のように、WHO は 1980 年に国際障害分類というのをまとめて発表しているわけであります。これは裏のほうの下のところに出ていますが、あるいは今日あらかじめお配りしましたほうのレジメのほうにもそれは印刷しました。これは 1980 年の国際障害分類と日本語で訳されているのものでは副題が "A Manual of Classification Relating to the Consequences of Disease." いわゆる疾病の帰結としての障害分類という、病気から障害を分類するという形で出された。ある意味では、日本はこの 1980 年に出された、あるいは整理された障害の分類は、障害への取り組みなんかではそれまで非常に混沌としていたり、ある程度整理をする、いろいろ施策を進める非常に大きな役割を果たしている。

　それが 2001 年、ICF、これのタイトルが Classification of Function。日本の訳ですと、「生活機能、障害および健康の国際分類」。20 年前が障害の分類で、今度は生活機能の分類。病気の諸帰結（Consequences of Disease）として障害を見るものから、因果関係抜きに生活や健康自体を見るものに。こういうように、いま国際的にみれば変わっているわけです。

　私は障害のほうは素人でいろいろわからない。今日は教えていただきたいわけでありますけれども、非常にある意味ではこの日本への影響はそれほどないといったらあれですが、この 20 年前の分類の影響からみれば一体どこがどう変わったのか、人によっては前は Impairments と Disabilities と Handicaps を分けて、それぞれ医学と関連する、あるいは Disabilities ということでリハビリテーションと関係する、それから Handicaps ということで社会福祉と関連する、そういう関連付けてい

ろいろ取り組みなんかをしていく。それぞれの障害の捉え方、区別そして関連、それぞれ施策なんかにも役に立った。逆に Disability というある意味では3つを括っちゃった。はっきりしなくなってるんじゃないかとか、なんでそのヘルスだとかいうような、障害と疾病ならわかるけれども障害と健康なんていうのは一体どう関係しているのかというような、こういうような議論をされる方がある。このへんはまたあとで。

9.「疾病モデル」/「医学モデル」と「生活モデル」/「社会モデル」の対比

その前に、今日の柱の中の疾病と健康のところをちょっと整理したい。それで整理をするといいましても、ある意味では健康への捉え方というのが、国際的に見ますと非常に大きな流れ、疾病でない、病気でないのが健康、病気の関連でスタートしていたのが、ある意味ではヘルスが独立をして、そういう動きがあるのではないかということで、これはいろんな方がいろんなふうにいわれることがある。

次ページに「疾病モデル」と「医学モデル」、「生活モデル」と「社会モデル」と、私が整理をしたといいますと問題がありますが。

これは健康と疾病の問題、健康の生活、健康をどう考えるかという。いままでの疾病モデル、医学モデルというのは、まず心身に逃げるわけじゃないですけれども身体と精神に2つに分けて、そして身体に着目をして、身体の異常、症状、病気に目をつける。異常な点、症状、それから身体、身体全体からスタートして、全体から部分、部位に、器官とか臓器、分子、遺伝子、こういう段々と細分化していく、こういう取り組み。それから異常とか症状、疾病、病理など悪い状態、病んでいる状態、illness に着目する。マイナス面やネガティブな面に着目をして、その除去とか軽減をする。医学、お医者さんは人を診るときに第一に悪いところ、症状とか異常とか病理的な事象とか、そういうのがあるのかないのか、そういう部位がどうか、あるいは程度それを内科でいうならいろ

「疾病モデル」「医学モデル」と「生活モデル」「社会モデル」の対比

疾病モデル Disease Model 医学モデル Medical Model	生活モデル Life Model 社会モデル Social Model
異常、症状、疾病、病理など悪い状態や病んでいる状態(illness)に着目し、そのマイナス面やネガティブ面の除去や軽減を目指す	正常、生理、順機能、活力、エネルギーなど良い状態(wellness,well-being)に着目し、プラス面やポジティブ面の維持や強化を目指す
身体の異常、症状、病気に着目 部分(部位、臓器、器官、分子、遺伝子)に着目する	生命体や生活体などの心身の全体や身体と精神や社会との相互関係に着目する
細菌、ウイルス、有害物質、環境など生物的、物理化学的な特定要因の解明を目指す	あるいは意識、主観、価値観、生活水準や環境、行動、生活様式、など精神的、社会的、文化的、経済的な複合要因に着目する
明確な証拠や客観的に実証が可能な事象を重視する	社会調査や統計データや文献資料などを用いて、実証的かつ論理的に妥当と考えられる事象や関係の説明や解釈を行なう
高度医療技術や情報社会化の進展に期待する	日常的な生活関係や場面の役割や力などを重視する

［第Ⅱ章24頁、図Ⅱ-1を再掲］

いろあると思いますが、それを使って軽減するとか。そしてそれが悪いんじゃなくて、具合が悪かったときにお医者さんのところへ行って診てもらって、確かめてもらうとか治してもらうとかいうことですから、医者が別にこういうことをするのが悪いとかそういう解釈ではない。まずアブノーマルから出発する。

それから医学部の学生が入学しますと、疾病とかあるいは症状をどう見るかとかそういうところからスタートする。いわゆる病理学、それから病気の原因としての細菌、ウイルス、有害物質。こういうどちらかといいますと Biology あるいは Physical、Chemical、こういうものを中心として特定要因、原因になるものを特定する。解明し、それの解決を目指す。それから最近よくお医者さんとか使うわけですが、自然科学の人とかが使うわけですが、Evidence Based Medicine、明確な証拠に基

づいた客観的に立証が可能なような、とにかくあやふやな、あいまいなとかあやしげなとかそんなことに基づくのではなくて、医学、医療というのは明確な証拠、客観的に立証が可能な事象を重視して、治療をする。これ自体は決して悪いことではない。高度医療技術、ITだとか医療、療法だとかそれに対してもうひとつ、ヘルスということの考え方としてどういうものがありうるか。

　そこでいま申し上げましたLife ModelとかSocial Modelとか、生命体とか生活などの心身の全体、今度は部分ではなくて全体、それから身体と精神を切り離すんじゃなくて、身体と精神と社会の相互関係にむしろ着目する。それからアブノーマルなところから出発するんじゃなくて、ノーマルなところから出発して、日常的、あるいは正常な生理とか順機能とか活力とか生きる力とかエネルギーとか、それから悪い状態illnessではなくてwellness、well-beingに着目する。それからネガティブではなくてプラス面、ポジティブな面の維持や強化を目指す。それから一昔前は、いまはお医者さんの中でもかなり違ってきているんですが、患者の感情だとか意識だとか主観だとか価値観、あるいは生活水準とか、環境とか行動とか生活とか。こういう精神的、社会的、文化的、経済的な複合要因に着目をする。それから心理、意識、価値観、人々の意識の世界、俯瞰の世界を重視する。日常的な生活環境場面の役割を意識する。

　ある意味では、対峙させてみますと健康、病気から症状から異常から捉えるというのではなくて生活からというと、なかなか日本の日常生活のニュアンスなりますが、Lifeですね。生命体とか生きるとか生きる力とか行き続ける意志とか、あるいは人生を切り開いていくとか、一生涯振り返って満足できたとか、こういう生命とか生存とか生活とか人生とか一生涯、そういうまさにLifeから捉える。それから悪い面を除去する。これも大事ですが良い面を強めるということですね。こういうようなことになります。残りは時間が15分ということで少し飛ばさしていただきます。

10. ICIDH と ICF のタイトル

ICIDH（1980）と ICF（2001）のタイトル

ICIDH	International Classification of Impairments, Disabilities, and Handicaps：A Manual of Classification Relating to the Consequences of Disease 機能障害，能力障害，社会的不利の国際分類：疾病の諸帰結の分類マニュアル （厚生省の翻訳版では「WHO 国際障害分類」厚生統計協会，1984 年）
ICF	International Classification of Functioning, Disability and Health ICF：生活機能・障害および健康の国際分類 （厚生労働省訳「国際生活機能分類」中央法規出版，2002 年）

　それで先ほど途中で終えてしまいました WHO の障害分類の話でありますが、その 1980 年の Impairments、Disabilities、Handicaps、この障害の新たな 3 つの捉え方、これで医学的な捉え方のひとつの役割っていうのはどういうところにあるか。それからリハビリの取り組みですけれども Disability という観点から捉えることの意味、能力、障害、それから社会的役割、それぞれこういうような位置づけ、大体これは日本では理解されているものですが、こちらの 2001 年、先ほどの手書きのほうは間違えていました。こちらは何なのか。

　これは今度の報告書をみても、どこかある部分を引用すればすぐみなさん方が納得していただけるような、そういうはっきりとは書かれていないので、いろんなところを通して、全体を通してヘルスということを理解するということになるんだと思います。Disability ということではある意味、障害ということに特化した、あるいは失われている、何が失われているか、あるいはできなくなっている、できない、ある意味ではそういうことを Disability。

　ヘルスとしては何か。逆にできることはなにか。できる可能性というのですか。これは一体何なのかということですね。できるという視点。

例えばこれは歩行の問題なんかでも、全面的に歩けないとか、一般の人と同じようにというのがありますけれども、その中間もある。どんなところだったら歩けるとか、階段だったら難しいとかですね。早く歩けないとか、いろいろ程度だとかいろんな場所によって違ってくる。

　ですから、あるものをできないという面から見る。同じものも別の見方をすればどこまではできる、あるいはできるようになるとか。私はヘルスということに込められている意味、ねらいというのが先ほどのDisease と Health のちょっとまた違うところであるわけですけれども、やはりむしろポジティブな意味ですね。こういうところにポジティブっていうような、そういうことが障害の理解とか捉え方あるいは分類のところにも出る。それが国際的な一つの動きになっているのではないかと思っているわけです。

　これは日本では、もちろんポジティブな意味合いだとか、上田敏先生とか社事大の佐藤久夫さんとかですね、何人かの方は言われたりしているんですけれども、そういういろんな先生方は非常に深く障害の問題に関わっておられる、あるいは障害者の団体とか、また障害者の生活支援の問題だとかに関わっておられるので、あんまり言いにくいのかもしれませんけれども、なかなか障害者関係の中も二つの大変大きな違い。こういうようなこともももう少しズバリ、あるいはそういうものがもっといまの自立支援法の問題、これはいろんな問題が入ってきていてそう簡単ではないんですが、取り組みなんかにも、もう少し反映していくような形になればと私は思うんですけれども、なかなかひとつにはならないということが残念ではあります。

11. 医学／医療と保健学／健康

　それで残り10分になってしまいましたので、次のページ（p.154）ですね。医学、医療、保健学、健康学。

私が健康だとか保健学ということを一時はともかく、いまもそうですが、やりたいと思って、本当に何も知らなかったところから飛び込んで、途端にそれが医学も医療も100年に一度ぐらいの大問題が発生した直後、その真っ只中に行ってしまいまして、もう十分なこともできずに苦労して、その中でずっとやはり医学というのはいいか悪いかではなく、悪い状態になった人をそれを軽減するという大変大事な役割があるわけです。そこに着目をする。それから、どうしたら少しでもマイナスを減らしていけるかですね。こういうことは当然だと思うんですけれども、それの役割の人が多い。

　問題は、それを医療をどんどんいろんなところに広げていったらいいという同じ発想で広げすぎるというのは非常に問題がある。みなさん方もお聞きになられたことがあるかもしれませんが、アメリカなんかでは医療がある意味ではほとんどいろんな分野に広がっていくというMedicalization、何々ゼーションというのは都市化、Urbanizationとかみんなそれですが、医療が領域を超えていろんなことに広がっていくという、適応範囲を広げる。それをやはりチェックしないといけない。そういうチェックする役割がヘルス、あるいはConsumerだとか市民だとかこういうひとつの役割みたいなことが、日本はチェックするはずの保健学が、全く医学に従属しているみたいなところがあるわけです。やはり平常な状態をもっと大事にする。よい状態、それから生命力とか生きる意欲とか。満足できた人生とかあるいはプラスを増やす、強化する。Positive、Active、Independence、こういうものを押しすすめる。それから本当に時間がなくて「共同」の話ができないわけですが、今日これからのシンポジウムのテーマ、ソーシャル・インクルージョン。「包括」というふうに訳されているわけですが、エクスクルージョンっていうのは、今まで社会学や社会福祉では多く取り上げられて使われてきました。いまヨーロッパの国を中心としてインクルージョンという、これはいわば学会とかそういうだけではなくて政治的な場面なんかも含

医学　医療	保健学　健康
悪い　悪くはない 疾病、症状、異常、病理事象の軽減、除去 マイナスを減らす Passive Dependence	平常　日常　良い 生命力、生きる意欲、満足できた人生 プラスを増やす、強化する Positive、active Independence
exclusion 　　不信、無関心 　　分裂、対立 　　絆　結びつき 　　解体 　　閉じこもり	social　inclusion 　　　　capital 　　　　bond 　　　　tie 　　　　network 　　　　participation
貧困 孤立 illness 障害（disability） 社会病理 社会問題	豊かさ つながり、参加 well-ness、well-being 可能性（ability）
マイナス面の軽減、除去	プラス面の育成、強化
弱者の生活の保障、支援	自立、主体性、連携の強化
現実、実態の解明	理念、可能性、方向性

めて広がってきている。

　それから Social capital ですね。これは経済学だとか社会学だとか、学会などで取り上げたりもしておりますけれども、これをどう理解するか。いろいろあるんですが、アメリカなんかでは capital の中身として大事なものとして trust、人と人との信頼関係、こういうものを非常に重要視すると。ある意味では日本などでは、相互不信が逆に広がっているということですけれども。

　それから Social bond、絆とか、Social tie、結びつきですね。あるい

はSocial network、Social participation、これはもう本当に人によって使い方が多様であります。どちらからというと今までの解体だとか結びつきが弱くなっている、分裂、対立、無関心、格差、そういうものと違うものを重視する、志向するといったことであろうかと思います。

　それから社会福祉のほうですと、いままでは社会福祉の大きな柱は貧困問題をどうするか、あるいは孤立の問題。illness そのものは、疾病はどっちかというと福祉というよりも医療、そっちのほうに近い、やはり illness、悪い状態、そういうものは福祉でも取り上げられました。そらから disability、障害。これは非常に社会福祉にとって、身体障害、精神障害、知的障害他も含めて大きな課題でありました。

　これはひとつ大事なんですけれども、同時に豊かさとかつながりとか wellness とか well-being とか、それから disability に対する ability。ability とはどういったら適切なのか。可能性。こういうような取り組みも大変大事になるんではないかと思います。社会学、社会福祉、これまで長く続く社会病理、こういうものへの取り組みが強くなった。社会生理っていうのはなんですけれどもこういう形の取り組み、社会問題、問題の解決をという、そんなようなことも考えられる。そんなことで一緒に勉強会をやっていた人たちが中心になってまとめてくれたのが、3月に出された本ということになります。私自身は大学出てからコミュニティとかから離れたわけではないですが、そこが出発点で常に行きたいなと思って、行ってもなかなかいろんな問題に巻き込まれて成果はあんまり上がったというわけではないですけれども、やはりあらためていま保健でも、あるいは福祉でも、また社会学でもそういうことが非常に大事になってきているのではないか。

　ですから、マイナス面の軽減、除去とか、弱者の生活を保障する、支援する、それから現実を直視して、実態を見る。あんまり健康だとか共同だなんていうと甘っちょろいような少しあさって君みたいなところもなきにしもあらずだと自分でも思いますが、そういうことだけではなく

て、やはりプラス面の育成強化、事実だとか主体性の強化とか理念、可能性、方向として考えていったらいいのかと。コミュニティのほうは50年、健康のほう、ヘルスのほうは40年、なんか関わったわりには成果が上がってないというところはあるわけですが、本日こういう機会を与えていただいたものですから、ぜひまた社会福祉のそれこそ本当のご専門の方々から、いろいろご指摘をいただければと思いまして話をさせていただきました。

　今日は最初に申しましたように、2、3日前まで入院しておりまして、全体的にしかも突発性難聴というめまいがする、柱につかまってもゆれているような、病院なんかでもすぐ転んだりする、歩くときも支えられて、腰もふらつき、視点もふらついて、今日は基調講演をするには一番ふさわしくない状態だったんじゃないかという、本当にお聞き苦しかったんではないかというふうに思います。なんか声の出し方もやはり何か

健康の各次元と状態に関する概念図

次元 \ 状態	悪い 病気	悪くない 平常・普通	良い 健康	判断基準
身体				症状・異常の有無、程度 働き、機能 体力、気力、パワー、エネルギー 自立度
精神				認知、記憶、判断能力 自律度
社会 (人間関係・生活環境)				適応、バランス 絆、結びつき ネットワーク コントロール力
文化 (価値、実存)				自己実現 QOL（生活の質） 満足度、充実度 達成感

［第Ⅰ章14頁,図Ⅰ-1を再掲］

いつもと違っていて、みなさまがたによく聞こえたのか、口ごもっていたのかよくわからないようなところもあったんではないかと思いますが、ご静聴いただきましてありがとうございました。また何かご質問等ありましたらお聞かせいただきたいと思います。

WHOQOL－100の概要

領　域	項　目
領域1：身体的領域	痛みと不快，活力と疲労，睡眠と休養
領域2：心理的領域	肯定的感情，思考／学習／記憶／集中力，自己評価，ボディイメージ，否定的評価
領域3：自立のレベル	移動能力，日常生活能力，医薬品や医療への依存
領域4：社会的関係	人間関係，実際的な支え，性行為
領域5：生活環境	安全と治安，居住環境，金銭関係，医療福祉とサービスにおける利便性と機会，余暇活動への参加と機会，生活圏の環境（公害／騒音／天候），交通手段
領域6：精神性／宗教／信念	精神性／宗教／信念

［中根允文ほか「がんのQOL研究レビュー」『日本医事新報』No.3808、日本医事新報社、1977より］

　本章は、2008年8月に東洋大学社会福祉学会第4回大会基調講演において「共同と健康の視点と社会福祉」として講演された内容を録音し、東洋大学社会福祉学会事務局で編集作業を行ったものです。初出は、『東洋大学社会福祉研究』第2号、2009年です。

あとがき

　本書の出版にあたっては、東京大学医学部保健社会学研究室で園田先生にご指導いただいた牧野忠康、片平洌彦、佐藤久夫、山崎喜比古、須田木綿子を中心に委員会を組織し、作業を進めてまいりました。

　東大で事務技官としてお勤め以来、30年以上にわたって園田先生のアシスタントをされて来られた岡本典子さんには、残された原稿を整理し、原稿や図表も含めてすべてパソコンに入力していただきました。園田先生独特の筆跡を読み解き、全文にわたって引用箇所や図表の挿入箇所を示していただくなど、岡本さん以外には不可能かつ膨大な作業をお引き受けいただきました。

　出版社については、米林喜男先生のご助言で東信堂をお訪ねし、出版をご快諾いただきました。園田先生は、同社からマッキーヴァーに関する著作も刊行するおつもりでもあったことが、このときにわかりました。「マッキーヴァーの原稿は見つからないのですか」と東信堂の下田勝司社長に問われ、園田先生のご病状に改めて胸が痛みました。

　この間、岡本さんに整えていただいた原稿を上記委員会のメンバーが通読し、最終章をどうするかについて検討をしました。ちょうど、園田先生が倒れられる直前の8月に、東洋大学社会福祉学会で講演をされた内容がテープ起こしされ、同学会誌に掲載されており、最終章にふさわしい内容であるように思われました。さっそく同学会に本書への転載許可をお願いし、ご快諾いただきました。ここに、改めて御礼申し上げます。

　出版にあたっては、経費を賄うべく、基金を募ることにしました。これについて、新潟医療福祉大学には多大のご協力を賜りました。また、東洋大学大学院園田ゼミ卒業生の西村昌記さんには、園田先生とのご縁が深かったトヨタ財団におはかりくださり、基金にご協力いただく運び

となりました。さらに個人として100人以上の方々が、基金にご協力くださいました。深く感謝申し上げます。

　こうして出版までまさにあとひと息と思われた2010年2月14日、園田先生は亡くなられました。墓前に本書をおとどけできることを、せめてもの慰めに思います。皆さまのお力添えを得て、出版が叶いました。重ねて御礼を申し上げます。本当に、どうもありがとうございました。

2010年3月
園田恭一著『社会的健康論』刊行委員会

著者紹介

園田恭一（そのだ　きょういち）

1962年東京大学大学院社会科学研究科博士課程修了、東京大学文学部助手、お茶の水女子大学文教育学部助教授、東京大学医学部教授、東洋大学社会学部教授、新潟医療福祉大学教授を歴任。保健学博士。2010年2月逝去。

【主要著作】

『地域社会論』（単著、日本評論社、1969年）、『現代コミュニティ論』（単著、東京大学出版会、1978年）、『保健医療の社会学』（共編著、有斐閣、1983年）、『現代社会学辞典』（共編著、有信堂高文社、1984年）、『保健・医療・福祉と地域社会』（単著、有信堂高文社、1991年）、『講座 人間と医療を考える5 社会学と医療』（共編著、弘文堂、1992年）、『保健社会学』Ⅰ・Ⅱ（共編著、有信堂高文社、1993年）、『健康の理論と保健社会学』（単著、東京大学出版会、1993年）、『健康観の転換―新しい健康理論の展開』（共編著、東京大学出版会、1995年）、『在日韓国・朝鮮人の健康・生活・意識』（共編著、明石書店、1995年）、『地域福祉とコミュニティ』（単著、有信堂高文社、1999年）、『社会福祉とコミュニティ』（単著、東信堂、2003年）、『保健・医療・福祉の研究・教育・実践』（共編著、東信堂、2007年）ほか。

社会的健康論　　　　　　　　　　　　　＊定価はカバーに表示してあります

2010年4月30日　初　版第1刷発行　　　　　〔検印省略〕

著者 Ⓒ 園田恭一／発行者 下田勝司　　組版／フレックスアート　　印刷／製本 中央精版印刷

東京都文京区向丘1-20-6　　郵便振替 00110-6-37828　　　　発 行 所
〒113-0023　TEL (03)3818-5521　FAX (03)3818-5514　　株式会社 東信堂
Published by TOSHINDO PUBLISHING CO., LTD
1-20-6, Mukougaoka, Bunkyo-ku, Tokyo, 113-0023, Japan
E-mail : tk203444@fsinet.or.jp　　http://www.toshindo-pub.com

ISBN978-4-88713-988-6 C3036　Ⓒ K.Sonoda 2010

〈現代社会学叢書〉

書名	副題	著者	価格
開発と地域変動	開発と内発的発展の相克	北島 滋	三二〇〇円
在日華僑のアイデンティティの変容	華僑の多元的共生	過放	四四〇〇円
健康保険と医師会	社会保険創始期における医師と医療	北原龍二	三八〇〇円
事例分析への挑戦	個人現象への事例媒介的アプローチの試み	水野節夫	四六〇〇円
海外帰国子女のアイデンティティ	生活経験と通文化的人間形成	南 保輔	三八〇〇円
現代大都市社会論	分極化する都市?	園部雅久	三八〇〇円
インナーシティのコミュニティ形成	神戸市真野住民のまちづくり	今野裕昭	五四〇〇円
ブラジル日系新宗教の展開		渡辺雅子	七八〇〇円
イスラエルの政治文化とシチズンシップ	異文化布教の課題と実践	奥山眞知	三八〇〇円
正統性の喪失	アメリカの街頭犯罪と社会制度の衰退	G・ラフリー 室月誠監訳	三六〇〇円

〈シリーズ社会政策研究〉

書名	副題	著者	価格
福祉国家の社会学	21世紀における可能性を探る	三重野卓編	二〇〇〇円
福祉国家の変貌	グローバル化と分権化のなかで	小笠原浩一 武川正吾編	二〇〇〇円
福祉国家の医療改革	政策評価にもとづく選択	武川正吾 近藤克則編	二〇〇〇円
共生社会の理念と実際		三重野卓編	二〇〇〇円
福祉政策の理論と実際 (改訂版)福祉社会学研究入門		三重野卓 平岡公一編	二五〇〇円
韓国の福祉国家・日本の福祉国家		武川正吾 キム・ヨンミョン編	三三〇〇円
改革進むオーストラリアの高齢者ケア		木下康仁	二四〇〇円
認知症家族介護を生きる	新しい認知症ケア時代の臨床社会学	井口高志	四二〇〇円
新版 新潟水俣病問題	加害と被害の社会学	飯島伸子 舩橋晴俊編	三八〇〇円
新潟水俣病をめぐる制度・表象・地域		関礼子編	五六〇〇円
新潟水俣病問題の受容と克服		堀田恭子	四八〇〇円
公害被害放置の社会学	イタイイタイ病・カドミウム問題の歴史と現在	藤川賢 渡辺伸一 飯島賢二編	三六〇〇円

〒113-0023 東京都文京区向丘1-20-6 TEL 03-3818-5521 FAX03-3818-5514 振替 00110-6-37828
Email tk203444@fsinet.or.jp URL:http://www.toshindo-pub.com/

※定価:表示価格(本体)+税

東信堂

グローバル化と知的様式――社会科学方法論についての七つのエッセー	J・ガルトゥング 大矢 重光 太次郎 訳	二八〇〇円
社会学の射程――ポストコロニアルな地球市民の社会学へ	庄司興吉	三三〇〇円
地球市民学を創る――地球市民の社会学の危機と変革のなかで	庄司興吉編著	三三〇〇円
社会階層と集団形成の変容――集合行為と「物象化」のメカニズム	丹辺宣彦	六五〇〇円
世界システムの新世紀――グローバル化とマレーシア 現代資本主義社会の存続メカニズム	丹辺宣彦	三三〇〇円
階級・ジェンダー・再生産 現代資本主義社会の存続メカニズム	山田信行	三六〇〇円
現代日本の階級構造――理論・方法・計量・分析	山田信行	四五〇〇円
人間諸科学の形成と制度化 社会諸科学との比較研究	橋本健二	三八〇〇円
現代社会と権威主義――フランクフルト学派権威論の再構成	橋本健二	三六〇〇円
現代社会学における歴史と批判（上巻）――グローバル化の社会学	保坂 稔	二八〇〇円
現代社会学における歴史と批判（下巻）――近代資本制と主体性	武川正吾	二八〇〇円
近代化のフィールドワーク 断片化する世界で等身大に生きる	丹辺宣彦編	二八〇〇円
	片桐新自編	二〇〇〇円
	長谷川幸一	
自立支援の実践知――阪神・淡路大震災と共同・市民社会	作道信介編	二〇〇〇円
［改訂版］ボランティア活動の論理――ボランタリズムとサブシステンス	似田貝香門編	三八〇〇円
NPO実践マネジメント入門	西山志保	三六〇〇円
貨幣の社会学――経済社会学への招待	パブリックリソースセンター編	二三八一円
市民力による知の創造と発展――身近な環境に関する市民研究の持続的展開	森 元孝	一八〇〇円
個人化する社会と行政の変容	萩原なつ子	三三〇〇円
日常という審級――情報、コミュニケーションによるガバナンスの展開 アルフレッド・シュッツにおける他者・リアリティ・超越	藤谷忠昭	三八〇〇円
	李 晟台	三六〇〇円
日本の社会参加仏教――法音寺と立正佼成会の社会活動と社会倫理	ランジャナ・ムコパディヤーヤ	四七六二円
現代タイにおける仏教運動――タンマガーイ式瞑想とタイ社会の変容	矢野秀武	五六〇〇円

〒113-0023　東京都文京区向丘1-20-6　TEL 03-3818-5521　FAX 03-3818-5514　振替 00110-6-37828
Email tk203444@fsinet.or.jp　URL:http://www.toshindo-pub.com/
※定価：表示価格（本体）＋税

東信堂

人は住むためにいかに闘ってきたか―(新装版) 欧米住宅物語	早川和男	二〇〇〇円
イギリスにおける住居管理―オクタヴィア・ヒルからサッチャーへ（居住福祉ブックレット）	中島明子	七四五三円
居住福祉資源発見の旅―新しい福祉空間、懐かしい癒しの場	早川和男	七〇〇円
どこへ行く住宅政策―進む市場化、なくなる居住のセーフティネット	本間義人	七〇〇円
漢字の語源にみる居住福祉の思想	李桓	七〇〇円
日本の居住政策と障害をもつ人	大本圭野	七〇〇円
障害者・高齢者と麦の郷のこころ：住民、そして地域とともに	伊藤静美・田中秀樹・加藤直人	七〇〇円
地場工務店とともに：健康住宅普及への途	山本里見	七〇〇円
子どもの道くさ	水月昭道	七〇〇円
居住福祉法学の構想	吉田邦彦	七〇〇円
奈良町の暮らしと福祉：市民主体のまちづくり	黒田睦子	七〇〇円
精神科医がめざす近隣力再建	中澤正夫	七〇〇円
進む「子育て」砂漠化、はびこる「付き合い拒否」症候群	片山善博	七〇〇円
住むことは生きること：鳥取県西部地震と住宅再建支援	ありむら潜	七〇〇円
最下流ホームレス村から日本を見れば	髙島一夫	七〇〇円
世界の借家人運動：あなたは住まいのセーフティネットを信じられますか？	早川和男	七〇〇円
「居住福祉学」の理論的構築	張秀萍・柳中権	七〇〇円
居住福祉資源発見の旅Ⅱ―地域の福祉力・教育力・防災力	早川和男	七〇〇円
居住福祉の世界：早川和男対談集	早川和男	七〇〇円
医療・福祉の沢内と地域演劇の湯田：岩手県西和賀町のまちづくり	高橋典成・金持伸子	七〇〇円
「居住福祉資源」の経済学	神野武美	七〇〇円
長生きマンション・長生き団地	千代崎一夫・山下佳美	八〇〇円

〒113-0023　東京都文京区向丘1-20-6　TEL 03-3818-5521　FAX 03-3818-5514　振替 00110-6-37828
Email tk203444@fsinet.or.jp　URL:http://www.toshindo-pub.com/

※定価：表示価格（本体）＋税

東信堂

（シリーズ 社会学のアクチュアリティ：批判と創造 全12巻＋2）

クリティークとしての社会学——現代を批判的に見る眼　宇都宮京子編　一八〇〇円

都市社会とリスク——豊かな生活をもとめて　友枝敏雄編　二八〇〇円

言説分析の可能性——社会学的方法の迷宮から　三浦直子編　二三〇〇円

グローバル化とアジア社会——ポストコロニアルの地平　武重野正敏輔編　二八〇〇円

公共政策の社会学——社会的現実との格闘　吉原直樹・庄司興吉編　二八〇〇円

社会学のアリーナへ——21世紀社会学を読み解く　新睦人・厚東洋輔編　三二〇〇円

〔地域社会学講座　全3巻〕

地域社会学の視座と方法　似田貝香門監修　三五〇〇円

グローバリゼーション／ポスト・モダンと地域社会　古城利明監修　三五〇〇円

地域社会の政策とガバナンス　岩崎信彦・矢澤澄子監修　三七〇〇円

〔シリーズ世界の社会学・日本の社会学〕

タルコット・パーソンズ——最後の近代主義者　中野秀一郎　三八〇〇円

ゲオルグ・ジンメル——現代分化社会における個人と社会　居安正　三八〇〇円

ジョージ・H・ミード——社会的自我論の展開　船津衛　三八〇〇円

アラン・トゥーレーヌ——現代社会のゆくえと新しい社会運動　杉山光信　三八〇〇円

アルフレッド・シュッツ——主観的時間と社会的空間　森元孝　三八〇〇円

エミール・デュルケム——社会の道徳的再建と社会学　中島道男　三八〇〇円

レイモン・アロン——危機の時代の警世家　岩城完之　三八〇〇円

フェルディナンド・テンニエス——ゲマインシャフトとゲゼルシャフト　吉田浩　三八〇〇円

カール・マンハイム——時代を診断する亡命者　澤井敦　三八〇〇円

ロバート・リンド——アメリカ文化の内省的批判者　園部雅久　三八〇〇円

費孝通——民族自省の社会学　佐々木衛　三八〇〇円

奥井復太郎——都市社会学と生活論の創始者　藤本弘　三八〇〇円

新明正道——綜合社会学の探究　山本鎮雄　三八〇〇円

米田庄太郎——新総合社会学の先駆者　北島滋　三八〇〇円

高田保馬——理論と政策の無媒介的統一研究・家族論　川合隆男　三八〇〇円

戸田貞三——実証社会学の軌跡　蓮見音彦　三八〇〇円

福武直——民主化と社会学の現実化を推進　（近刊）

〒113-0023　東京都文京区向丘1-20-6
TEL 03-3818-5521　FAX 03-3818-5514　振替 00110-6-37828
Email tk203444@fsinet.or.jp　URL http://www.toshindo-pub.com/

※定価：表示価格（本体）＋税

東信堂

《未来を拓く人文・社会科学シリーズ〈全17冊・別巻2〉》

科学技術ガバナンス	城山英明編	一六〇〇円
ボトムアップな人間関係――心理・教育・福祉・環境・社会の12の現場から	サトウタツヤ編	一六〇〇円
高齢社会を生きる――老いる人/看取るシステム	清水哲郎編	一八〇〇円
家族のデザイン	小長谷有紀編	一八〇〇円
水をめぐるガバナンス――日本、アジア、中東、ヨーロッパの現場から	蔵治光一郎編	一八〇〇円
生活者がつくる市場社会	久米郁夫編	一八〇〇円
グローバル・ガバナンスの最前線――現在と過去のあいだ	遠藤乾編	二三〇〇円
資源を見る眼――現場からの分配論	佐藤仁編	二〇〇〇円
これからの教養教育――「カタ」の効用	葛西康徳・鈴木佳秀編	二〇〇〇円
「対テロ戦争」の時代の平和構築――過去からの視点、未来への展望	黒木英充編	一八〇〇円
芸術の生まれる場	青島矢一編	一八〇〇円
企業の錯誤/教育の迷走――人材育成の「失われた一〇年」	木下直之編	二〇〇〇円
日本文化の空間学	桑子敏雄編	二三〇〇円
千年持続学の構築	木村武史編	一八〇〇円
多元的共生を求めて――〈市民の社会〉をつくる	宇田川妙子編	一八〇〇円
芸術は何を超えていくのか?	沼野充義編	一八〇〇円
文学・芸術は何のためにあるのか?	吉岡洋編	二〇〇〇円
紛争現場からの平和構築――国際刑事司法の役割と課題	城山英明・石田勇治・遠藤乾編	二八〇〇円
〈境界〉の今を生きる	荒川歩・川嶋四敦・谷川竜一・内藤順子・柴田晃芳編	一八〇〇円
日本の未来社会――エネルギー・環境と技術・政策	城山英明・鈴木達治郎・角和昌浩編	二三〇〇円

〒113-0023 東京都文京区向丘 1-20-6
TEL 03-3818-5521 FAX 03-3818-5514 振替 00110-6-37828
Email tk203444@fsinet.or.jp URL:http://www.toshindo-pub.com/

※定価:表示価格(本体)+税

東信堂

責任という原理—科学技術文明のための倫理学の試み	H・ヨナス 加藤尚武監訳	四八〇〇円
主観性の復権—心身問題から『責任という原理』へ	H・ヨナス 宇佐美・滝口・ホーニケ・盛永訳	二〇〇〇円
テクノシステム時代の人間の責任と良心—『責任という原理』から新しい哲学への出発	山本・盛永訳	三五〇〇円
空間と身体—新しい哲学への出発	桑子敏雄	二五〇〇円
環境と国土の価値構造	桑子敏雄編	三五〇〇円
森と建築の空間史—南方熊楠と近代日本	千田智子	四三八一円
感性哲学1～9	日本感性工学会感性哲学部会編	各一六〇〇～二一〇〇円
メルロ=ポンティとレヴィナス—他者への覚醒	屋良朝彦	三八〇〇円
堕天使の倫理—スピノザとサド	佐藤拓司	二八〇〇円
〈現われ〉とその秩序—メーヌ・ド・ビラン研究	村松正隆	三八〇〇円
省みることの哲学—ジャン・ナベール研究	越門勝彦	三八〇〇円
バイオエシックス入門（第三版）	今井道夫・香川知晶編	二三八一円
バイオエシックスの展望	坂井昭宏・松岡悦子編著	三三〇〇円
動物実験の生命倫理—個体倫理から分子倫理へ	大上泰弘	四六〇〇円
生命の神聖性説批判	H・クーゼ 飯田亘之代表訳者	四〇〇〇円
カンデライオ（ジョルダーノ・ブルーノ著作集1巻）	加藤守通訳	三三〇〇円
原因・原理・一者について（ジョルダーノ・ブルーノ著作集3巻）	加藤守通訳	三二〇〇円
英雄的狂気（ジョルダーノ・ブルーノ著作集7巻）	加藤守通訳	三六〇〇円
ロバのカバラ—ジョルダーノ・ブルーノにおける文学と哲学	N・オルディネ 加藤守通訳	三六〇〇円
哲学史を読むI・II	松永澄夫	各三八〇〇円
言葉の働く場所	松永澄夫	三三〇〇円
食を料理する—哲学的考察	松永澄夫	二〇〇〇円
言葉の力（音の経験・言葉の力第一部）	松永澄夫	二五〇〇円
音の経験（音の経験・言葉の力第II部）—言葉はどのようにして可能となるのか	松永澄夫	二八〇〇円
環境安全という価値は…	松永澄夫編	三〇〇〇円
環境設計の思想	松永澄夫編	三三〇〇円
環境　文化と政策	松永澄夫編	二三〇〇円

〒113-0023 東京都文京区向丘1-20-6　TEL 03-3818-5521　FAX 03-3818-5514　振替 00110-6-37828
Email tk203444@fsinet.or.jp　URL http://www.toshindo-pub.com/

※定価：表示価格（本体）＋税

東信堂

〖世界美術双書〗

書名	著者	価格
バルビゾン派	井出洋一郎	二〇〇〇円
キリスト教シンボル図典	中森義宗	二三〇〇円
パルテノンとギリシア陶器	関 隆志	二三〇〇円
中国の版画——唐代から清代まで	小林宏光	三五〇〇円
象徴主義——モダニズムへの警鐘	中村隆夫	二三〇〇円
中国の仏教美術——後漢代から元代まで	久野美樹	二三〇〇円
セザンヌとその時代	浅野春男	二三〇〇円
日本の南画	武田光一	二三〇〇円
画家とふるさと	小林 忠	二三〇〇円
ドイツの国民記念碑 一八一三-一九一三年	大原まゆみ	二三〇〇円
インド・アジア美術探索	永井信一	二三〇〇円
日本・アジア美術探索	袋井由布子	二三〇〇円
古代ギリシアのブロンズ彫刻 チョーラ朝の美術	羽田康一	二三〇〇円

〖芸術学叢書〗

書名	著者	価格
芸術理論の現在——モダニズムから	藤枝晃雄編著	三八〇〇円
絵画論を超えて	谷川渥	
	尾崎信一郎	四六〇〇円
美術史の辞典	中森義宗・清水忠訳他	三六〇〇円
バロックの魅力	小穴晶子編	二六〇〇円
新版 ジャクソン・ポロック	藤枝晃雄	三八〇〇円
美学と現代美術の距離 ——アメリカにおけるその乖離と接近をめぐって	金 悠美	三八〇〇円
ロジャー・フライの批評理論——知性と感受	要 真理子	四二〇〇円
レオノール・フィニ——新しい種境界を侵犯する性の間で	尾形希和子	二八〇〇円
いま蘇るブリア=サヴァランの美味学	川端晶子	三八〇〇円
ネットワーク美学の誕生 ——「下からの綜合」の世界へ向けて	川野 洋	三六〇〇円
イタリア・ルネサンス事典	J・R・ヘイル編 中森義宗監訳	七八〇〇円
福永武彦論——「純粋記憶」の生成とボードレール	西岡亜紀	三二〇〇円
雲の先の修羅——『坂の上の雲』批判	半沢英一	二〇〇〇円

〒113-0023 東京都文京区向丘 1-20-6
TEL 03-3818-5521 FAX 03-3818-5514 振替 00110-6-37828
Email tk203444@fsinet.or.jp URL:http://www.toshindo-pub.com/

※定価：表示価格（本体）＋税